Anil Kumar Gangwar
Mahesh Kumar Verma
Khangembam Sangeeta Devi

Descelularização da derme de búfalo e da bexiga natatória de peixe

Anil Kumar Gangwar
Mahesh Kumar Verma
Khangembam Sangeeta Devi

Descelularização da derme de búfalo e da bexiga natatória de peixe

ScienciaScripts

Imprint

Any brand names and product names mentioned in this book are subject to trademark, brand or patent protection and are trademarks or registered trademarks of their respective holders. The use of brand names, product names, common names, trade names, product descriptions etc. even without a particular marking in this work is in no way to be construed to mean that such names may be regarded as unrestricted in respect of trademark and brand protection legislation and could thus be used by anyone.

Cover image: www.ingimage.com

This book is a translation from the original published under ISBN 978-3-659-62005-8.

Publisher:
Sciencia Scripts
is a trademark of
Dodo Books Indian Ocean Ltd. and OmniScriptum S.R.L publishing group

120 High Road, East Finchley, London, N2 9ED, United Kingdom
Str. Armeneasca 28/1, office 1, Chisinau MD-2012, Republic of Moldova, Europe
Printed at: see last page
ISBN: 978-620-7-73568-6

CONTEÚDO

Lista de abreviaturas

ECM	:	Extracellular matrix
SDS	:	Sodium dodecyl sulphate
EDC	:	1-Ethyl-3-(3-dimethylaminopropyl) carbodiimide hydrochloride
GA	:	Glutaraldehyde
IP	:	Intra-peritoneal
PO	:	Per Os
CCL4	:	Carbon tetrachloride
GAGs	:	Glycosaminoglycans
EDTA	:	Ethylene diamine tetra acetic acid
ADM	:	Acellular dermal matrix
PADM	:	Porcine acellular dermal matrix
GA	:	Glutaraldehyde
SDS-PAGE	:	Sodium dodecyl sulfate polyacrylamide gel electrophoresis
kDa	:	Kilo Dalton
NaCL	:	Sodium chloride
UV	:	Ultra violet
DHT	:	Dehydrothermal
BDDGE	:	1,4-butanediol diglycidyl ether
ANOVA	:	Analysis of variance
DMRT	:	Duncans Multiple Range Test
PBS	:	Phosphate buffer saline
LDH	:	Lactate dehydrogenase
H	:	Hour
mg/dl	:	Milligram/deciliter

CAPÍTULO I

Os biomateriais tornaram-se componentes críticos no desenvolvimento de novas terapias médicas eficazes para o tratamento de feridas. Os materiais colagénicos naturais estão a ser investigados para a reparação cirúrgica devido à sua baixa antigenicidade inerente e à sua capacidade de se integrarem no tecido circundante (Gangwar *et al.*, 2015). Os antigénios celulares xenogénicos e alogénicos são reconhecidos como estranhos pelo hospedeiro e resultam numa resposta inflamatória adversa ou numa rejeição imunomediada evidente do tecido (Erdag *et al.*, 2004). A remoção eficaz dos epítopos antigénicos associados às membranas celulares e aos componentes intracelulares dos tecidos e órgãos é necessária para minimizar ou evitar uma resposta imunológica adversa por parte dos receptores alogénicos e xenogénicos dos materiais de suporte biológico (Schmidt e Baier, 2000).

A utilização de biomateriais naturais tem normalmente um pré-tratamento destinado a (1) preservar o tecido, aumentando a resistência do material à degradação enzimática ou química, (2) reduzir a imunogenicidade do material e (3) esterilizar o tecido (Schmidt e Baier, 2000). Os materiais biológicos compostos por matriz extracelular são normalmente processados por métodos que incluem a descelularização e/ou a reticulação química para remover ou mascarar epítopos antigénicos, ADN e moléculas de padrões moleculares associados a danos (DAMP) (Gilbert *et al.*, 2006, Bianchi *et al.*, 2007). Foi demonstrado que os biomateriais compostos por ECM descelularizada promovem o processo de cicatrização através da modulação da resposta imunitária do hospedeiro, da resistência a infecções bacterianas, permitindo a reinervação e restabelecendo a homeostasia na região de cicatrização (Badylak e Gilbert, 2008, Badylak *et al.*, 2009). Os tecidos biológicos provenientes de fontes alogénicas e xenogénicas têm sido utilizados para a reparação cirúrgica de defeitos tecidulares (Kumar *et al.*, 2012).

A bexiga natatória ou bexiga de ar ou bexiga de gás é um órgão de duas câmaras, branco e brilhante, que se desenvolve como um divertículo a partir da parede da faringe no intestino dos peixes. É uma fonte rica em colagénio de tipo I (Rose *et al.*, 1998). Verificou-se que a maioria dos colagénios de peixe consiste em duas variantes de cadeia α, normalmente designadas por α1 e α2. É constituída por um terço de glicina, não contém triptofano ou cisteína e tem um teor muito baixo de tirosina e histidina. A alfa-2 tem uma maior afinidade pelo SDS e, consequentemente, apresenta uma maior mobilidade do que a α1 (Kubo e Takagi, 1984). Rose *et al.* (1998) extraíram colagénio da bexiga natatória de peixes. Kumar *et al.* (2015) Descelularizaram a bexiga natatória de peixes utilizando desoxicolato de sódio, o que resultou numa perda completa das estruturas celulares. As túnicas externa e interna estavam completamente acelulares. As fibras de colagénio estavam dispostas de forma mais solta do que o tecido nativo.

Sapindus mukorossi, membro da família Sapindaceae, é vulgarmente conhecida por vários nomes como soapnut, soapberry, washnut, reetha, aritha, dodan e doadni. O fruto desta planta é valorizado pelas saponinas (10,1%) presentes no pericarpo e que constituem até 56,5% da drupa. Os principais compostos isolados da *Sapindus mukorossi* são saponinas triterpenoidais de três tipos principais: oleanano, dammarano e tirucullano. Recentemente, muitas das acções farmacológicas desta planta foram exploradas, incluindo as actividades antimicrobiana e fungicida (Tanaka *et al.,* 1996, Ibrahim *et al.,* 2006). Os frutos têm uma importância considerável pelo seu valor medicinal no tratamento de várias doenças como o eczema e a psoríase. Os pericarpos de *Sapindus mukorossi* têm sido tradicionalmente utilizados como expetorante e como fonte de surfactante natural (Sharma *et al.,* 2011). Devido à presença de saponinas, a noz-sabão é bem conhecida pela sua propriedade detergente.

A extração de células de tecidos biológicos pode remover os seus antigénios celulares (Courtman *et al.,* 1994). Como meio de reduzir a resposta antigénica aos materiais de xenoenxerto, a extração remove as membranas lipídicas e os antigénios associados às membranas, bem como as proteínas solúveis (Courtman *et al.,* 2001). No entanto, mesmo com a extração completa das proteínas celulares, seria ainda de prever uma resposta inter-espécies dirigida às proteínas estruturais se fossem utilizados tecidos acelulares como xenoenxerto (Liang *et al.,* 2004). Esta resposta inter-espécies devida às proteínas estruturais pode ser ainda mais reduzida através da reticulação (Olde Damink *et al.,* 1996). A elevada taxa de renovação enzimática da matriz extracelular (MEC) *in vivo* torna necessária a estabilização dos biomateriais à base de colagénio. Isto pode ser conseguido através de métodos de reticulação química, que proporcionam aos biomateriais as propriedades mecânicas desejadas para implantação e reparação de defeitos (Jorge-Herrero *et al.,* 1999).

Vários agentes químicos têm sido utilizados para atingir este objetivo. O glutaraldeído (GA) é o reagente mais utilizado para a reticulação do colagénio. No entanto, o GA está associado a citotoxicidade *in vitro* e *in vivo*, causada pela presença de grupos funcionais que não reagiram ou pela libertação desses grupos durante a degradação enzimática dos biomateriais reticulados (Huang-Lee *et al.*, 1990). A utilização de EDC para reticular o colagénio parece produzir biomateriais com boa biocompatibilidade, maior potencial de diferenciação celular (Ponticiello *et al.*, 2000) e com maior resistência à degradação enzimática (Olde Damink *et al.*, 1996).

Por conseguinte, o presente estudo foi realizado com os seguintes objectivos

1. **Testar a eficácia do extrato de pericarpo de noz-sabão (10%) para tornar a pele nativa e a bexiga natatória de peixe completamente descelularizadas**

2. **Testar a biocompatibilidade *in-vitro* da derme acelular reticulada e do peixe bexiga natatória**

CAPÍTULO II

Os pensos sintéticos e biológicos para feridas são atualmente utilizados em aplicações clínicas. Os pensos sintéticos para feridas têm múltiplas vantagens: Os pensos sintéticos para feridas são normalmente baratos, têm um prazo de validade longo, induzem uma reação inflamatória mínima e fornecem as características necessárias, como hidratação e proteção contra agentes mecânicos e infecciosos. No entanto, em defeitos de grandes dimensões, actuam como cobertura temporária da ferida até ser realizada a reconstrução definitiva (Schallberger *et al.*, 2008).

Os pensos biológicos para feridas têm sido defendidos pela sua capacidade de promover mais eficazmente a granulação e a epitelização de feridas dérmicas do que os pensos sintéticos. Os pensos biológicos regulam eficazmente a evaporação e a exsudação e protegem eficazmente o local da ferida contra a infeção bacteriana. Os enxertos de pele autóloga apresentam provavelmente o melhor penso para feridas quando considerados apenas em termos de cicatrização. Contudo, a morbilidade adicional do local e o fornecimento limitado comprometem drasticamente os benefícios destes pensos para feridas (Brown-Etris *et al.*, 2002).

Em medicina veterinária, foram utilizados pensos biológicos para feridas, tais como peritoneu alogénico (Gomez *et al.*, 2004), âmnio (Goodrich *et al.*, 2000), omento (Lascelles *et al.*, 2001), pensos de colagénio (Swaim *et al.*, 2000) e, mais recentemente, produtos de matriz extracelular (ECM) (Gomez *et al.*, 2004) para tratar feridas abertas em cães e cavalos, com um sucesso variável.

Um penso ideal seria um penso feito a partir de um biomaterial facilmente disponível que requer um processamento mínimo e que, após esterilização e armazenamento, mantém as características biológicas que promovem a cicatrização da ferida. Um penso biológico acelular deste tipo incorporaria tanto as vantagens típicas dos pensos sintéticos (baixo custo, longa vida útil e baixo risco de reação imunológica) como as vantagens típicas dos pensos de origem biológica (fluxo de fluido regulado, maior resistência à contaminação bacteriana e melhor cicatrização da ferida) (Brown-Etris *et al.*, 2002).

Noz de sabão

Sapindus mukorossi, um membro da família Sapindaceae, é vulgarmente conhecido por vários nomes, como soapnut, soapberry, washnut, reetha, aritha, dodan e doadni. O fruto desta planta é valorizado pelas saponinas (10,1%) presentes no pericarpo e constitui até 56,5% da drupa conhecida por inibir o crescimento de células tumorais (Tanaka *et al.,* 1996). Na China e no Japão, é utilizada como remédio há séculos. No Japão, o seu pericarpo é chamado "enmei-hi", que significa "pericarpo que prolonga a vida" e na China "wu-huan-zi", o "fruto que não causa doença". Os principais compostos isolados da *Sapindus mukorossi* são saponinas triterpenoidais de três tipos principais: oleanano, dammarano e tirucullano. Recentemente, muitas das acções farmacológicas desta planta foram exploradas, incluindo as actividades antimicrobiana e fungicida (Ibrahim *et al.,* 2006).

A Sapindus mukorossi é bem conhecida pelos seus valores medicinais populares. Os pericarpos de *Sapindus mukorossi* têm sido tradicionalmente utilizados como expetorante e como fonte de surfactante natural (Sharma *et al.,* 2011). Devido à presença de saponinas, a noz-sabão é bem conhecida pelo seu detergente. As sementes em pó são utilizadas no tratamento de cáries dentárias, artrite, constipações comuns, obstipação e náuseas. As sementes de *Sapindus mukorossi* são utilizadas na medicina ayurvédica para remover o bronzeado e as sardas da pele. Limpa a pele das secreções oleosas e é mesmo utilizada como produto de limpeza para lavar o cabelo, pois forma uma espuma rica e natural. As folhas são utilizadas em banhos para aliviar as dores articulares e as raízes são utilizadas no tratamento da gota e do reumatismo. O fruto de *Sapindus mukorossi* era utilizado pelos joalheiros indianos para restaurar o brilho de ornamentos manchados feitos de ouro, prata e outros metais preciosos.

Os principais constituintes do fruto de *Sapindus mukorossi* são saponinas (10%-11,5%), açúcares (10%) e mucilagem (Francis *et al.,* 2002). As nozes de sabão podem substituir eficazmente os detergentes normalmente utilizados para lavar a roupa. São extremamente suaves porque não contêm produtos químicos, o que é uma vantagem para as pessoas com pele sensível. O pericarpo é benéfico porque é totalmente biodegradável, antioxidante, tem propriedades antimicrobianas e antifúngicas e é seguro para as pessoas que sofrem de pele sensível ou que sofrem de alergias cutâneas ou de doenças como a psoríase, o eczema, etc., uma vez que não são irritantes (Goyal *et al.* (2014). Existem cerca de 10% de saponinas na polpa da fruta, o que a torna um recurso ideal para a extração de saponinas. A saponina, um tensioativo não-iónico natural, não só tem uma boa capacidade de emulsão, separação e dispersão, como também é um bom estabilizador de espuma com uma grande capacidade de limpeza (Du *et al.,*2014). Tem também propriedades antivirais (Huang *et al.*, 2008).

Atividade inseticida:

Rahman *et al.* (2007) investigaram o efeito do extrato etanólico de *Sapindus mukorossi* na repelência e atividade inseticida contra *Sitophilus oryzae* e *Pediculus humanus*. A percentagem média de mortalidade indicou que os extractos causaram uma mortalidade e repelência significativas nos insectos-alvo e os bioensaios indicaram que o efeito tóxico e repelente era proporcional à concentração.

Atividade citotóxica:

Takechi e Tanaka (1990) observaram a atividade citotóxica *in vitro* de saponinas triterpenóides de *Sapindus mukorossi*. Os resultados mostraram que a α-hederina, β-hederina, Sapindoside A, Sapindoside B, Sapindoside C, Sapindoside D exibiram boa atividade citotóxica em 10μg/ml a 100μg/ml quando testados em quatro cepas de células como células de melanoma de camundongo B16, fibroblastos não cancerosos de camundongo 3T3, células humanas não cancerosas Flow 2002 e células tumorais humanas HeLa. A estricnopentamina foi o composto de referência utilizado no estudo. Todas as saponinas foram relatadas como sendo pelo menos cinco vezes menos activas do que o composto de referência.

Atividade anti-protozoária:

Tedlaouti *et al.* (1991) observaram a atividade anti-protozoária do neem (Azardicum Indicum), da reetha (*Sapnidus mukorossi*) e do alho. O ciclo gonotrópico das fêmeas de Anopheles foi prejudicado pela exposição a neem (*Azadirachta Indica*), reetha (*S. mukorossi*) e alho (*Allium sativum*).

Atividade anti-inflamatória:

Takaji *et al.* (1980) investigaram as actividades anti-inflamatórias da hederagenina e da saponina bruta isolada de *Sapindus mukorossi* utilizando edema induzido por carragenina, bolsa de granuloma e artrite adjuvante em ratos. Foram também examinados os efeitos destes agentes na permeabilidade vascular e na contorção induzida pelo ácido acético em ratos. Em algumas experiências, os resultados foram comparados com os obtidos com a saikogenina A, a platicodina bruta, a platicodigenina e o ácido oleanólico. Foi observada uma atividade anti-inflamatória no edema de carragenina com saponina bruta administrada por via intraperitoneal (i.p) e per os (p.o), enquanto a hederagenina e os outros agentes utilizados apenas mostraram atividade quando administrados por via interperitoneal. A hederagenina, 100 e 200 mg/kg p.o. por dia durante 7 dias, não mostrou qualquer efeito inibidor significativo nas formações de granuloma e exsudado em ratos, enquanto a saponina bruta, 100 e 200 mg/kg p.o., mostrou efeitos significativos. A saponina bruta, 200 mg/kg p. o. por dia durante 21 dias, inibiu significativamente o desenvolvimento de edema da pata traseira associado à artrite adjuvante em ratos, mas a hederagenina, 50-200 mg/kg p. o., não o fez. A saponina bruta, 400 mg/kg p. o., inibiu o aumento da permeabilidade vascular e o número de contorções induzidas pelo ácido acético em ratos. Os resultados sugerem que a hederagenina e a saponina bruta, bem como os outros agentes utilizados, apresentam algum grau de atividade anti-inflamatória, especialmente no caso da saponina.

Atividade hepatoprotectora:

Ibrahim *et al.* (2008) realizaram um estudo *in-vitro* e *in-vivo* para comprovar a atividade hepatoprotectora de diferentes extractos de S. *mukorossi* e *R. emodi*. Foram utilizadas culturas primárias de monocamadas de hepatócitos de rato para estudos *in vitro*. Estas culturas foram tratadas com tetracloreto de carbono e extractos de S. *mukorossi e R. emodi*. Para o estudo *in vivo*, a capacidade hepatoprotectora do extrato do pericarpo do fruto de S. *mukorossi* e dos rizomas de *R. emodi* foi analisada em ratos machos tratados com tetracloreto de carbono com lesões hepáticas. Verificou-se que os extractos do pericarpo do fruto de S. *mukorossi* (2,5 mg/mL) e dos rizomas de *R. emodi* (3,0 mg/mL) tinham propriedades protectoras em ratos com lesões hepáticas induzidas por tetracloreto de carbono, de acordo com as actividades de enzimas marcadoras no soro. Assim, concluiu-se que os extractos de S. *mukorossi* e *R. emodi* têm uma capacidade protetora tanto in vitro em culturas de hepatócitos primários como in *vivo* num modelo de rato de lesão hepática mediada por tetracloreto de carbono.

Atividade anti-agregação plaquetária:

Huang *et al.* (2007) avaliaram o efeito do extrato etanólico das galhas de *S. mukorossi.* Os resultados mostraram que duas saponinas isoladas, Sapinmusaponinas Q e R, demonstraram uma atividade anti-agregação plaquetária mais potente do que a aspirina. Huang *et al.* (2006) isolaram Sapinmu saponinas F-J das galhas de S. mukorossi e mostraram efeitos de agregação antiplaquetária, mas não foi registada qualquer atividade citotóxica óbvia para as plaquetas, avaliada pela fuga de lactato desidrogenase (LDH).

Atividade antifúngica:

Tsuzuki *et al.* (2007) investigaram a atividade antifúngica de extractos do pericarpo seco de frutos de *Sapindus saponaria* L. (Sapindaceae) contra isolados clínicos de leveduras *Candida albicans* e *C. non-albicans* de secreções vaginais de mulheres com candidíase vulvovaginal. Foram utilizados quatro isolados clínicos de *C. albicans,* um único isolado clínico de cada uma das espécies *C. parapsilosis, C. glabrata, C. tropicalis* e a estirpe de *C. albicans* ATCC 90028. O extrato hidroalcoólico foi dirigido à bioatividade contra um isolado clínico de C. parapsilosis e mostrou uma forte atividade. O extrato n-butanol e uma fração mostraram uma forte atividade contra todos os isolados testados.

Descelularização de biomateriais

O objetivo de uma descelularização é remover eficientemente todo o material celular e nuclear, minimizando qualquer efeito adverso na composição, atividade biológica e integridade mecânica da matriz extracelular remanescente (Gilbert *et al.,* 2006). A descelularização pode ser efectuada através de métodos físicos, químicos e enzimáticos específicos que deixam um material composto essencialmente por componentes da matriz extracelular. Estes tecidos acelulares mantêm as suas propriedades mecânicas naturais e promovem a remodelação da prótese através da neovascularização e da recelularização pelo hospedeiro (Schmidt e Baier, 2000).

Um protocolo de descelularização começa geralmente com a lise da membrana celular utilizando tratamentos físicos ou soluções iónicas, seguida da separação dos componentes celulares da MEC utilizando tratamentos enzimáticos, da solubilização dos componentes celulares citoplasmáticos e nucleares utilizando detergentes e, finalmente, da remoção dos resíduos celulares do tecido. Estas etapas podem ser associadas a uma agitação mecânica para aumentar a sua eficácia (Gilbert *et al.*, 2006).

Os detergentes iónicos são eficazes para solubilizar as membranas celulares citoplasmáticas e nucleares, mas tendem a desnaturar as proteínas ao perturbar as interacções proteína-proteína (Seddon *et al.*, 2004). O desoxicolato de sódio é muito eficaz na remoção de restos celulares, mas tende a causar uma maior perturbação da arquitetura do tecido nativo quando comparado com o dodecil sulfato de sódio (Gilbert *et al.*, 2006). O choque osmótico com uma solução hipotónica ou hipertónica, como a água desionizada ou uma solução de baixa força iónica, é utilizado para lisar as células dos tecidos e órgãos (Woods *et al.*, 2005).

A descelularização da pele foi efectuada através de várias técnicas químicas e enzimáticas para remover os componentes celulares, mas os componentes celulares residuais e os lípidos não puderam ser removidos. Tal pode ter promovido efeitos indesejáveis, como a calcificação e a resposta imunitária do hospedeiro, resultando numa reação inflamatória no recetor. Foi também referido que, mesmo após a remoção das células e dos resíduos dos biomateriais, a matriz extracelular do próprio tecido acelular poderia provocar uma certa resposta imunitária (Coito e Kupiec-Weglinsky, 1996).

Após a descelularização, todos os produtos químicos residuais devem ser removidos para evitar uma resposta adversa do tecido hospedeiro ao produto químico (Gilbert *et al.*, 2006). Os andaimes acelulares têm sido utilizados com sucesso em animais (Gangwar *et al.*, 2006). A remoção das células do tecido deixa a mistura complexa de proteínas estruturais e funcionais que constituem a MEC. A descelularização de tecidos pode ser feita por métodos físicos (agitação, sonicação, congelação e descongelação), métodos químicos (alcalinos ou ácidos, detergentes iónicos, não iónicos e zwitteriónicos, fosfato de tri (n-butil), tratamentos hipotónicos e hipertónicos e agentes quelantes), métodos enzimáticos (tripsina) e inibidores de proteases. (Gilbert *et al.*, 2006). A remoção das células do tecido deixa a mistura complexa de proteínas estruturais e funcionais que constituem a MEC. O tecido a partir do qual a MEC é colhida, a espécie de origem, o protocolo de descelularização e o método de esterilização afectam a composição e a estrutura ultra-alta da MEC e, consequentemente, afectam a resposta do tecido hospedeiro à estrutura da MEC após a implantação. Rakhorst *et al.* (2006) desenvolveram um método de desepitelização e descelularização da pele humana. A epiderme foi retirada da derme após incubação durante a noite em PBS 10X com cocktail de antibióticos e EDTA. A derme remanescente foi acelularizada através da irradiação da pele com 35 Gy utilizando irradiação gama.

O Triton-X-100 é o detergente não iónico mais utilizado para a descelularização do tecido. Conduziu a uma perda quase completa de GAGs e a uma diminuição do teor de laminina e fibronectina do tecido (Grauss *et al.*, 2005). As proteínas adesivas são necessárias para a infiltração da matriz por células de eleição *in vivo* e *in vitro*. A remoção das proteínas adesivas e dos GAGs do andaime pode retardar a migração das células para o andaime e a bioatividade do próprio andaime.

O SDS (detergente iónico) é muito eficaz na remoção de componentes celulares dos tecidos. Tende a perturbar a estrutura nativa do tecido, diminui a concentração de GAG e a integridade do colagénio perde-se em certa medida.

O desoxicolato de sódio é também muito eficaz na remoção de restos celulares. O tratamento com solução hipotónica seguido de solução hipertónica pode causar lise, mas geralmente não remove os restos celulares resultantes dos tecidos (Dahl *et al.*, 2003). A técnica enzimática de acelularização inclui agentes quelantes de cálcio, proteases e nucleases. A tripsina é a enzima proteolítica mais comum nos protocolos de descelularização. A tripsina/EDTA reduz o conteúdo de laminina e fibronectina da MEC. A exposição prolongada reduz os GAGs. A MEC remanescente ainda suporta o crescimento de células endoteliais *in vitro*, apesar da remoção dos componentes da MEC (Grauss *et al.*, 2005). Os produtos químicos residuais (particularmente SDS) devem ser eliminados da MEC após a descelularização. O tecido descelularizado requer várias (mais de seis) lavagens agitadas para remover completamente os detergentes (Cebotari *et al.*, 2010). Tecidos mais espessos, como a derme, podem exigir uma exposição bioquímica mais extensa e um tempo de enxaguamento mais longo (Crapo *et al.*, 2011).

Takami *et al.* (1996) referiram que o tratamento da pele de ratos com dispase seguido de Triton X-100, removeu completamente os componentes celulares da derme. A matriz dérmica acelular (ADM) implantada subcutaneamente em ratos não provocou qualquer reação imunológica, mesmo após 20 semanas de implantação. O tamanho da ADM implantada foi reduzido para cerca de 60 por cento da sua área original. A ADM tornou-se completamente vascularizada no prazo de 2 semanas após a implantação em defeitos cutâneos de espessura total no rato e inibiu a contratura extensa da ferida. Uma segunda camada de ADM colocada sobre a ADM implantada serviu como um excelente penso, proporcionou proteção mecânica e permitiu a vascularização do implante subjacente. Apenas os auto-enxertos de pele colocados sobre ADM alogénica vascularizada apresentaram uma boa sobrevivência quando a pele foi enxertada mais de uma semana após a implantação da ADM.

Descelularização da pele

Srivastava *et al.* (1999) prepararam a matriz dérmica acelular a partir de pele de suíno criopreservada utilizando dispase II e Triton X-100. A pele foi tratada com 2,5 U/ml de dispase-II a 4° C durante 24 horas com agitação contínua, o que removeu a epiderme e os componentes celulares da matriz dérmica. Subsequentemente, a derme foi incubada em Triton-X 100 a 0,5% durante 24 horas à temperatura ambiente com agitação contínua.

Srivastava *et al.* (2001) prepararam matrizes dérmicas acelulares xenogénicas e alogénicas tratando a pele de suínos ou de ratos com dispase e Triton X-100. Foram criados defeitos cutâneos de espessura total (225 mm^2) no dorso de ratos (n=29). A ADM de porco ou de rato foi sobreposta como enxertos de pele ultra-fina de espessura dividida. A contração das feridas com ADM xenogénica foi significativamente maior do que a das feridas com ADM alogénica, 30 dias após a cirurgia. A absorção do enxerto foi fraca nas feridas que continham ADM xenogénica e moderadamente boa nas que continham ADM alogénica. A cicatrização da ferida não foi significativamente afetada pelo agente antimicrobiano utilizado durante a preparação da ADM ou pela orientação da ADM.

Chen *et al.* (2004) prepararam uma matriz dérmica acelular porcina tratando-a com tripsina a 0,25% durante 18 horas e, subsequentemente, com dodecil sulfato de sódio a 0,1% durante 12 horas à temperatura ambiente para remover a epiderme. O exame histológico revelou que a epiderme, os fibroblastos dérmicos e os apêndices epidérmicos foram completamente removidos por estes tratamentos, tendo sido mantida a arquitetura dérmica básica de uma rede frouxa de feixes de colagénio. O exame por microscopia eletrónica de transmissão revelou que as características das fibras de colagénio na ADM foram mantidas após a remoção completa das células.

Chai *et al.* (2007) prepararam a matriz dérmica acelular porcina (PADM) com microporos a laser para enxertos de pele pelos métodos da tripsina / Triton X-100. Os microporos foram produzidos na PADM com um punção a laser. A distância entre os microporos variou de 0,8, 1,0 e 1,2 a 1,5 mm. O enxerto de PADM com microporos a laser (0,8 ou 1,0 mm de distância) em combinação com o auto-enxerto de espessura parcial melhorou a cicatrização da ferida. O PADM com microporos a laser a uma distância de 1,0 mm foi a melhor escolha. Prasertsung *et al.* (2007) desenvolveram um novo método para produzir derme acelular para substituição dérmica. A pele fresca de suíno foi depilada com sulfureto de sódio, seguida da remoção da epiderme com glicerol. Após a remoção da gordura por solvente clorofórmio/metanol (2/1 v/v), os componentes celulares foram removidos por tratamento enzimático incorporado com uma técnica de pressurização periódica. Foram investigados os efeitos do tipo de enzima (tripsina e dispase II) e das condições de pressurização periódica na eficiência da remoção das células. A dispase II pode ser utilizada para remover as células melhor do que a tripsina na técnica de pressurização periódica. No entanto, o estudo in vivo indicou que numerosos fibroblastos do tecido hospedeiro se infiltraram na ADM preparada com ambas as enzimas. Foram produzidos neo-colagénio e neo-capilares em ambas as ADM implantadas. O resultado elucidou que a utilização da técnica de pressurização periódica com tratamento enzimático tinha um elevado potencial para produzir ADM para a engenharia de tecidos da pele.

Purohit (2008) optimizou os protocolos para a preparação de matriz dérmica acelular a partir de pele de coelho, suíno, caprino, ovino e bovino, utilizando uma combinação de tripsina com detergentes biológicos. Os detergentes biológicos aniónicos foram considerados mais adequados para o coelho, os detergentes biológicos não iónicos para o ovino, enquanto ambos os detergentes foram considerados bons para a pele de suíno, caprino e bovino.

Reing *et al.* (2010) utilizaram o método de imersão e agitação para a descelularização do tecido dérmico. A duração do protocolo utilizando esta abordagem é função da espessura e densidade do tecido, do detergente utilizado e da intensidade da agitação. Os tecidos densos como a derme requerem protocolos de agitação mais longos, que duram dias a meses.

Descelularização da bexiga natatória de peixes

A bexiga natatória ou bexiga de ar ou bexiga de gás é um órgão de duas câmaras, branco e brilhante, que se desenvolve como um divertículo a partir da parede da faringe no intestino dos peixes. A câmara anterior da bexiga natatória é composta por uma túnica externa e uma túnica interna. Na túnica externa, a camada mais externa é a da membrana peritoneal vascular, seguida da camada circular de músculos e da camada de tecido conjuntivo colagénio denso. A camada mais interna é a camada de tecido conjuntivo colagénico frouxo. A túnica interna é formada por fibras elásticas soltas exteriores e epitélio interior. Na câmara posterior, estão presentes as camadas da túnica externa e da túnica interna. A camada peritoneal vascular na túnica externa é a camada mais externa, seguida por camadas circulares de músculos. A camada mais interna é a camada de tecido conjuntivo colagénico frouxo. A túnica interna é composta principalmente por epitélio de transição com várias camadas (Yadav, 2002).

A bexiga natatória constitui cerca de 3-5% do peso corporal total do peixe e é uma fonte rica em colagénio de tipo I (Rose *et al.*, 1998). Verificou-se que a maioria dos colagénios de peixe consiste em duas variantes de cadeia α, normalmente designadas por $\alpha 1$ e $\alpha 2$. É constituída por um terço de glicina, não contém triptofano ou cisteína e tem um teor muito baixo de tirosina e histidina. A alfa-2 tem uma maior afinidade pelo SDS e, consequentemente, apresenta uma maior mobilidade do que a $\alpha 1$ (Kubo e Takagi, 1984).

O colagénio dos peixes apresenta comparativamente menos prolina e hidroxiprolina do que o colagénio dos mamíferos, o que é responsável pela redução da temperatura de retração (Doty e Nishihara, 1958). A quantidade de hidroxiprolina depende da temperatura ambiente em que o peixe vive e afecta a estabilidade térmica dos colagénios (Kimura *et al.*, 1988). As espécies de peixes de águas frias têm teores mais baixos de hidroxiprolina e apresentam menor estabilidade térmica do que as espécies de peixes que vivem em ambientes quentes. Grossman e Bergman (1992) mostraram que as espécies de peixes de água quente contêm níveis mais elevados de iminácidos (prolina e hidroxiprolina) do que os colagénios de peixes de água fria.

Maiti *et al.* (2001) estudaram a cicatrização de feridas gástricas em coelhos utilizando material de sutura absorvível preparado a partir de colagénio de intestino de peixe. Em termos grosseiros, a ferida gástrica estava cicatrizada ao 15° dia e não revelou qualquer irritação, alergia, efeito tóxico, fuga ou descontinuidade da linha de sutura em todos os animais testados. Histologicamente, foi observada a cicatrização completa da mucosa gástrica e a dissolução do material de sutura no dia 30. Também foi observada epitelização com neovascularização no local da sutura e o tecido de cicatrização era indiferenciado do tecido de cicatrização normal.

Rose *et al.* (1998) extraíram colagénio da bexiga natatória de peixes. As bexigas natatórias limpas foram cortadas em pequenos pedaços (cerca de **5×5** mm) e o colagénio extraído de acordo com o método de Piez e Gross (1960) utilizando ácido acético 0,5M a 4 °C durante 48 h. Após a extração, foi clarificado por centrifugação a 15.000 rpm durante 20 min e o sobrenadante recolhido. O colagénio solúvel foi salgado com NaCl (5% p/v) e o precipitado foi recolhido por centrifugação. O precipitado foi redissolvido em ácido acético 0,5M e dialisado exaustivamente contra Na HPO$_{24}$ 0,02M em tubos de diálise pré-lavados até a precipitação estar completa. Após centrifugação, o colagénio foi dissolvido em ácido acético 0,5 M antes de ser liofilizado. A região telopeptídica ligada ao colagénio extraído por solubilização ácida pode ser removida por tratamento enzimático para obter um colagénio relativamente menos imunogénico (Schmitt *et al.* 1964).

Fernandes *et al.* (2008) extraíram colagénio da bexiga natatória de peixes. A bexiga natatória foi incisada e lavada com água destilada e arrefecida durante 10 minutos, sendo depois imersa numa solução de NaCl 0,8 mol L-1 e enxaguada com água. O colagénio foi então extraído durante um período de 5 dias utilizando ácido acético, pH 2,5 (1,0 g de bexiga natatória por 20 ml de ácido acético).

Kumar *et al.* (2015) A descelularização da bexiga natatória de peixe com desoxicolato de sódio resultou numa perda completa das estruturas celulares. As túnicas externa e interna estavam completamente acelulares. As fibras de colagénio estavam dispostas de forma mais solta do que o tecido nativo.

Degradação de biomateriais

O material biológico de suporte que ocorre naturalmente, quando não é quimicamente reticulado, degrada-se rapidamente após a implantação. Após a implantação, os biomateriais são expostos a uma barragem de componentes celulares e não celulares da resposta normal do hospedeiro à lesão. Durante o processo inflamatório, células como os leucócitos polimorfonucleares, os neutrófilos e os macrófagos libertam enzimas extracelulares através de mecanismos exocitóticos ou lisíticos (Gorham, 1991). Estas enzimas são activas em pH neutro ou ácido e são direccionadas para os componentes do implante, numa tentativa de degradar e reabsorver o material estranho. Para além da inflamação, as enzimas latentes também podem estar presentes no próprio material derivado do tecido, se existir uma infeção (Simionescu *et al.*, 1996). Durante o processo inflamatório, os componentes celulares e não celulares do sistema linfático (células T, células B e anticorpos) procuram o antigénio estranho e eliminam a sua fonte ou identificam-no para destruição por células não linfáticas. A interação entre os linfócitos e os leucócitos é sinérgica, sendo que cada um estimula e responde aos sinais do outro (Raghow, 1994). O implante acaba por ser aceite pelo hospedeiro através da integração direta ou encapsulamento ou é rejeitado, resultando na sua reabsorção ou, se persistir, no início de uma resposta inflamatória crónica (Anderson, 1988). Assim, é importante que o implante resista ao ataque destrutivo inicial e minimize as interacções que possam agravar o processo de cicatrização natural.

A degradação de materiais derivados de tecidos e, em particular, do colagénio, ocorre através da ação de proteinases hidrolíticas. Estas proteinases podem ser divididas em famílias com base no seu mecanismo hidrolítico enzimático: metaloproteinases, cisteína proteinases, aspártico proteinases e serino proteinases (Kucharz, 1992).

As colagenases específicas que podem degradar o colagénio nativo são membros da família das metaloproteinases. A colagenase pode ser obtida a partir de fontes mamíferas (metaloproteinases de matriz intersticial e neutrofílica [MMP-1 (colagenase-1) e MMP-8 (colagenase-2)] e microbianas (*Clostridium histolyticum - que* produz seis colagenases individuais) (Kurcharz, 1992).

Os tecidos colagénicos, obtidos do matadouro para serem utilizados como bipróteses, começam a degradar-se imediatamente. A reticulação química das estruturas de ECM proporciona um aumento da resistência e a inibição da degradação (Jarman-Smith *et al.*, 2004). O objetivo da reticulação é prolongar a integridade estrutural e mecânica original do material. Outro objetivo da reticulação é remover ou, pelo menos, neutralizar as propriedades antigénicas atribuídas a estes materiais. Os métodos de reticulação concentram-se principalmente na criação de novas ligações químicas adicionais entre as moléculas de colagénio. Estas ligações suplementares (reticulação) reforçam o tecido, dando origem a um material resistente, forte mas não viável, que mantém a forma original do tecido. O processo de reticulação envolve agentes químicos que iniciam, idealmente, ligações químicas intra e intermoleculares irreversíveis e estáveis entre as moléculas de colagénio, de preferência, o agente que promove ligações entre os grupos de aminoácidos (Khor, 1997).

Um processo de descelularização pode atenuar a resposta imunitária xenogénica (Goldstein *et al.,* 1999), mas a remoção dos componentes celulares pode não ser suficiente para eliminar a inflamação, podendo ser necessária uma ligação cruzada para evitar a degradação (Courtman *et al.,* 1999). A reticulação pode revelar-se eficaz na redução da imunogenicidade, alterando a apresentação de determinantes antigénicos (Yannas *et al.,* 1996). Existem numerosos agentes de reticulação, mas até agora ainda não foi descoberto o agente de reticulação ideal sem as desvantagens da imunogenicidade, citotoxicidade e mineralização.

CAPÍTULO III

O presente estudo foi efectuado no Department of Veterinary Surgery & Radiology, College of Veterinary Sciences & Animal Husbandry, Narendra Dev University of Agriculture & Technology, Kumarganj, Faizabad-224229 (UP). **Desenho experimental**

O estudo foi efectuado em duas fases:

Fase I:

Preparação de um extrato de pericarpo de noz-sabão:

O extrato de pericarpo de noz-sabão foi preparado de acordo com o método descrito por Ghagi *et al.* (2011). Resumidamente, os frutos bem secos de ritha (*Sapindus mukorossi*) disponíveis comercialmente foram recolhidos no mercado local para a preparação da solução aquosa. No início, o pericarpo da ritha foi separado da semente dura (Fig. 1) e, em seguida, 20 g de pericarpo foram embebidos durante a noite em 200 ml de água bidestilada a 23°C. Esta mistura foi ainda agitada em vórtice com um agitador magnético durante 2 h à temperatura ambiente e depois filtrada com uma peneira de aço inoxidável. A concentração de ritha nesta solução foi determinada com base na relação entre o peso do pericarpo de ritha e o volume de água. Assim, a concentração de ritha na solução acima mencionada é de 0,1 gm/cc ou 10 % em peso. Esta solução foi submetida a centrifugação a 5.000 rpm durante 20 minutos e à temperatura ambiente para obter uma solução livre de suspensão (Fig.2) que foi utilizada para estudos posteriores.

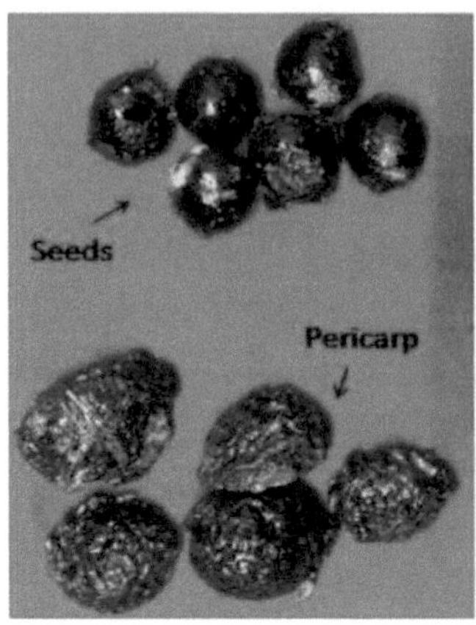

Fig.1 : Sementes e pericarpo de *Sapindus mukorossi*

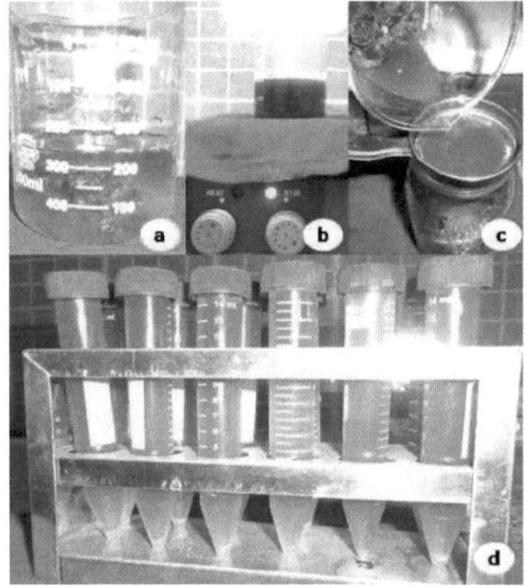

Fig.2: Preparação de uma solução a 10% a partir do pericarpo de *Sapindus mukorossi* em PBS: **a.** Imersão do pericarpo da noz de sabão em PBS num copo. **b.** Colocação do copo num agitador magnético.

c. Filtragem do extrato com peneira de aço inoxidável **d.** Extrato filtrado

Desepitelização da pele de búfalo

A pele de búfalo foi submetida a um tratamento com solução salina hipertónica para separar a epiderme da derme. As observações foram registadas em intervalos de 12, 24 e 48 horas.

Preparação de derme acelular e bexiga natatória de peixe

A pele de búfalo foi colhida no matadouro local e a bexiga natatória de peixe no mercado local (Fig. 3a e 3b). Imediatamente após a recolha, estas amostras foram mantidas em solução salina fosfatada estéril refrigerada (PBS) contendo antibiótico amicacina (0,1 mg/mL) e inibidor proteolítico (0,2025% EDTA). As amostras foram enxaguadas e lavadas cuidadosamente com solução salina tamponada com fosfato estéril (PBS, pH 7,4) para remover todo o sangue aderente e detritos antes do início do protocolo. O período de tempo máximo entre a colheita e o início do protocolo foi inferior a 4 h. Os tecidos foram cortados em pedaços de 1x1cm^2 e mergulhados numa solução de 100mL de extrato a 10% de extrato de pericarpo de noz-sabão num recipiente de plástico/vidro esterilizado. Estes recipientes com amostras de tecido foram colocados num agitador magnético e funcionaram continuamente durante setenta e duas horas à temperatura ambiente (Fig.4). As amostras de tecido foram recolhidas em formalina (10%) em intervalos de 0 (nativo), 6, 12, 30, 48 e 72 horas para exame histopatológico. Antes da recolha, os tecidos foram cuidadosamente lavados seis vezes (2 h cada) com PBS estéril num agitador magnético para remover os resíduos do extrato de noz de sabão. Todas as amostras foram armazenadas a 4°C.

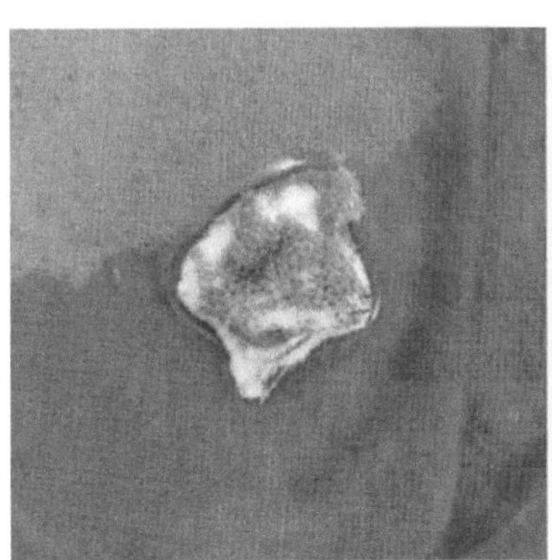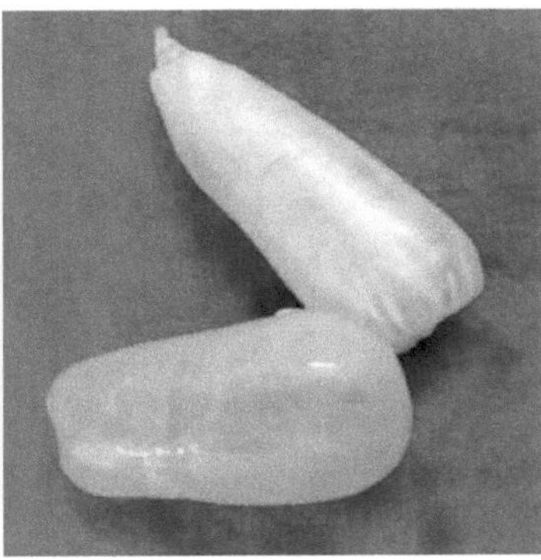

Fig. 3a: Recolha de pele de búfalo **Fig. 3b:** Bexiga natatória de peixe

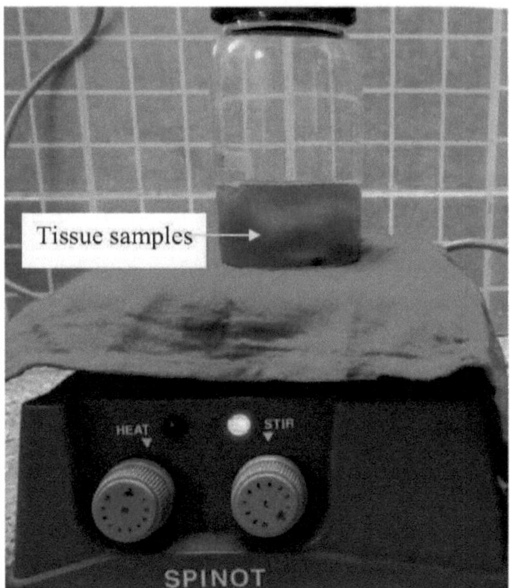

Fig. 4: Processamento de amostras de tecidos em extrato de pericarpo de noz-sabão (10%) em agitador magnético

Observações histopatológicas:

Para as observações histopatológicas, as amostras de tecido foram fixadas em solução salina de formalina a 10% tamponada com fosfato, desidratadas em etanol, limpas em xilina e incluídas em parafina para obter secções de parafina com 5 microns de espessura. As secções foram coradas com hematoxilina e eosina. A acelularidade da matriz preparada foi observada e avaliada com base nas pontuações histológicas, de acordo com o método descrito por Gangwar *et al.* (2015).

1. Conteúdo celular

+++   Celularidade normal

++   Número moderado de células

+	Número ligeiro de células
-	Sem material celular

2. Detritos

+++	Mais
++	Moderado
+	Suave
-	Sem detritos

3. Disposição das fibras de colagénio

+++	Compacto
++	Ligeiramente solto
+	Moderadamente solto
-	Muito solto

4. Porosidade

+++	Altamente poroso
++	Moderado
+	Suave

Fase II: Reticulação e determinação *in-vitro* da biocompatibilidade da matriz dérmica acelular e da bexiga natatória de peixe

A) Reticulação da matriz dérmica acelular

Foram utilizados os seguintes produtos químicos para efetuar a reticulação dos biomateriais:

a) Glutaraldeído (GA)

b) Cloridrato de 1-etil-3-(3-dimetilaminopropil) carbodiimida (EDC)

Os biomateriais descelularizados foram reticulados com a concentração desejada de agentes de reticulação. O esquema detalhado da reticulação em diferentes grupos é apresentado na tabela 1. A quantidade de solução utilizada para a reticulação de cada amostra foi de 30 ml e foi alterada num intervalo de 24 horas. Os tecidos de cada grupo de estudo foram mantidos durante 12, 24, 48 e 72 horas em produtos químicos para a reticulação, sob agitação constante num agitador magnético. A reticulação foi efectuada à temperatura ambiente. Os biomateriais acelulares conservados em PBS foram utilizados como controlo.

Quadro 1: Reticulação de biomateriais à temperatura ambiente

Groups	Cross-linking Agents	Concentration
Group I	Glutaraldehyde (GA)	0.6 % in PBS
Group II	1-ethyl-3-(3- dimethylaminopropyl) carbodiimide hydrochloride (EDC)	1% in PBS

B) determinação *in-vitro* da biocompatibilidade da matriz dérmica acelular e da bexiga natatória de peixe

A determinação da biocompatibilidade *in-vitro* foi efectuada com base nos seguintes parâmetros:

1. Observações brutas

As observações macroscópicas do tecido após a reticulação incluem a alteração da cor, da consistência, do inchaço e da rigidez.

2. Observações histopatológicas:

O exame histopatológico foi efectuado de acordo com o método descrito por Gangwar *et al.* (2015).

3. Degradação não enzimática *in-vitro*

As amostras de teste foram submetidas a testes de degradação não enzimática *in-vitro*.

Os espécimes secos, previamente pesados, foram imersos durante 0, 1, 3, 5 e 7 dias a 37^0 C em solução salina isotónica contendo 0,1% de azida de sódio (NaN3), de acordo com o procedimento de Vaz *et al.* (2003). Os valores de perda de peso foram expressos em percentagem.

4. Degradação enzimática *in vitro*

A degradação enzimática *in vitro* das amostras de teste pela colagenase foi efectuada de acordo com o método descrito por Connolly *et al.* (2005). As amostras foram equilibradas durante a noite em PBS com 0,2 mg/ml de azida de sódio (NaN3) como conservante. As amostras foram então retiradas da solução, o excesso de humidade foi eliminado da superfície e a massa inicial foi registada. As amostras foram transferidas para um tubo de microcentrifugação de 2 ml e foram adicionados a cada tubo 1,75 ml de 20 U/ml de colagenase tipo I de *Clostridium histolyticum* em PBS com 0,2mg/ml de azida de sódio e incubadas durante 12, 24, 48 e 72 horas a 37 °C. Os tecidos foram cobertos com um blot e a massa foi determinada. A perda de peso do biomaterial foi então calculada em relação ao tecido original. Os valores de perda de peso foram expressos em percentagem.

5. Determinação do teor de grupos amino livres

O ensaio da ninidrina foi utilizado para determinar o teor de grupos amino livres de cada amostra após a reticulação, de acordo com o procedimento de Sung *et al.* (2000). As amostras foram secas durante 24 horas e pesadas. Em seguida, os tecidos secos foram aquecidos com uma solução de ninidrina num banho de água durante 20 minutos. Após o aquecimento com ninidrina, a absorvância ótica da solução foi registada num espetrofotómetro com um comprimento de onda de 570 ηm. A curva padrão foi preparada utilizando glicina (20 μg, 40 μg, 60 μg, 80 μg, 100 μg e 150μg... "uml). A absorvância foi registada e foi obtido um gráfico padrão linear.

6. Determinação do índice de fixação

O índice de fixação foi determinado pelo ensaio da ninidrina, de acordo com o procedimento de Sung *et al.* (1996) e definido como

$$\text{Fixation-Index (\%)} = \frac{(\text{NHN reactive amine})_{\text{fresh}} - (\text{NHN reactive amine})_{\text{fixed}}}{(\text{NHN reactive amine})_{\text{fresh}}} \times 100$$

7.   Estimativa do teor de hidroxiprolina

O teor de hidroxilprolina da derme acelular e da bexiga natatória dos peixes foi estimado de acordo com o procedimento de Reddy e Enwemeka (1996), utilizando a solução-mãe de hidroxilprolina como padrão.

Reagentes

1. Solução padrão de cis-4-hidroxi-L-prolinelina (Sigma-Aldrich, St. Louis, EUA) (1mg/ml).

2. Solução de sulfato de cobre (0,05 M) em água destilada.

3. Hidróxido de sódio (2,5 N) (Loba Chemie Pvt. Ltd., Mumbai).

4. A solução de peróxido de hidrogénio (6%) (Loba Chemie Pvt. Ltd., Mumbai) foi feita diluindo 30% (p/v) de peróxido de hidrogénio. A solução fresca foi preparada imediatamente antes da utilização.

5. Ácido sulfúrico (3N) (S.D. fine-Chem Limited, Mumbai). Esta solução continha 83 ml de Conc. H_2SO_4/L.

6. Solução de p-Dimetilaminobenzaldeído (5%) (Merck India Limited, Worli, Mumbai). O reagente foi dissolvido em propano-1-ol (S.D. fine-Chem Limited, Mumbai) e armazenado ao abrigo da luz.

Procedimento

1. 100 µl de amostras padrão de 2,5 µg, 5µg, 10µg, 15µg e 20µg de hidroxilprolina foram colocados em quatro tubos de ensaio.

2. Colocaram-se 100 µl de cada amostra de ensaio noutros tubos de ensaio.

3. Em cada tubo de ensaio foi adicionado 100 µl de sulfato de cobre 0,05M, seguido de

100 µl de hidróxido de sódio 2,5N, e o conteúdo do tubo foi misturado por agitação suave do líquido.

4. Os tubos de ensaio foram colocados num banho de água a 40°C durante 3-5 minutos.

5. Adicionou-se 100 µl de peróxido de hidrogénio a 6% a cada tubo de ensaio e misturou-se imediatamente. Os tubos de ensaio foram deixados no banho-maria durante 10 minutos.

6. Os tubos de ensaio foram arrefecidos com água da torneira e foram adicionados 400 µl de 3N $H_2 SO_4$ e 200 µl de solução de p-dimetilaminobenzaldeído a 5%. O conteúdo dos tubos foi misturado por agitação após cada adição.

7. As tampas foram colocadas nos tubos de ensaio e mantidas num banho de água a 70°C durante 16 minutos. As soluções foram então arrefecidas e a absorvância foi lida no comprimento de onda de 550ηm.

8. As concentrações das amostras foram determinadas a partir da curva de adição de padrões.

8. Análise do teor de humidade/ Rácio de inchamento

O teor de humidade foi analisado de acordo com o método de Sung *et al.* (2000). O tecido húmido foi ensanduichado entre duas toalhas de papel e foi aplicado um peso de 40 g no topo durante 10 segundos. O peso do tecido foi registado como peso do tecido húmido. Posteriormente, o tecido foi seco durante 24 horas e pesado novamente (peso do tecido seco). Finalmente, os teores de humidade do tecido de ensaio foram calculados da seguinte forma

$$\text{Moisture contents (\%)} = \frac{\text{Wet tissue weight - Dry tissue weight}}{\text{Wet tissue weight}} \times 100$$

Os teores de humidade foram determinados em triplicado para cada espécime como percentagem da perda de peso inicial durante a secagem.

9. Análise do peso molecular

A análise do peso molecular das amostras de derme nativa, acelular e acelular reticulada e da bexiga natatória de peixe foi efectuada por eletroforese em gel de poliacrilamida com dodecil sulfato de sódio a 10% (SDS-PAGE), de acordo com o método de Lastowka *et al.* (2005). Em resumo, 100 mg de cada amostra foram triturados com SDS a 10% (1 ml) e o sobrenadante foi obtido após centrifugação a 10 000 rpm durante 10 minutos. O sobrenadante foi misturado com um volume igual de tampão de amostra 5x não redutor e utilizado num gel de poliacrilamida a 10% em condições não redutoras, de acordo com o método descrito por Laemmli *et al.* (1970). Após a eletroforese, os géis foram removidos e corados com 0,5% de corante Coomassie brilliant blue R-250 em 30% de metanol e 10% de ácido acético durante três horas. Após a coloração, o gel foi descolorado com três mudanças de metanol a 30% e ácido acético a 10% durante 15, 30 e 60 minutos, respetivamente, para cada mudança. Foi utilizado um marcador de peso molecular conhecido para calibrar o gel. Os valores das diferentes bandas de proteínas de peso molecular foram expressos em kDa.

10. Coloração DAPI: (*4,6-diamidino-2-fenilindole 2Hcl*)

Os tecidos nativos e reticulados da derme decelularizada e da bexiga natatória dos peixes foram fixados em formalina a 10%. Estes tecidos foram processados e seccionados de forma normalizada. O tecido seccionado foi colocado em lâminas revestidas com amino-propil-tri-etoxi-silano (APTES). As secções foram desparafinadas em xileno (2 x 5 min), re-hidratadas em séries de etanol (absoluto, 95% durante 5 min, 70%, 30% de etanol, dH2O durante 3 min). As lâminas foram lavadas com 0,2%TBST (Tris buffered saline Tween 20) durante 2-3 vezes. As lâminas foram secas em papel toalha, a solução de coloração DAPI foi aplicada em cada lâmina (~200 µl), incubada por 15 minutos no escuro à temperatura ambiente. As lâminas foram lavadas com 0,2%TBST (Tris buffered saline Tween 20) durante 2-3 vezes, 3-5 minutos cada, para remover o DAPI não ligado. Montar as lamelas com Gel Mount. Os núcleos emitem uma fluorescência azul fria ao microscópio de fluorescência (Hedley *et al.*, 2006).

Procedimento

1. Os tecidos foram processados e seccionados da forma habitual. Os tecidos seccionados foram colocados em lâminas revestidas com amino propil trietoxissilano (APTES).

2. Manter estas lâminas na incubadora a 60^0 C durante 20 minutos (desparafinização).

3. Rehidratar as lâminas.

4. Etanol a 100% durante 5 min (2 vezes)-etanol a 90 % durante 3 min-etanol a 80 % durante 3 min-etanol a 70 % durante 3 min-etanol a 60 % durante 3 min DW durante 5 min.

5. Lavar as lâminas com 0,2%TBST durante 15 a 20 min. Durante a lavagem, manter as lâminas no frasco de acoplamento no agitador orbital num local escuro.

6. Remover a humidade extra da lâmina com a ajuda de papel absorvente (não seco).

7. Montar a coloração DAPI sobre a lâmina onde se encontra a secção de tecido com a ajuda de uma lâmina de vidro, colocar a lamela e selar com a ajuda de uma fita adesiva que impede a coloração DAPI de secar.

8. Efetuar todos os procedimentos de coloração numa sala escura e guardar as lâminas numa caixa de madeira escura.

9. Observar ao microscópio de fluorescência. Os núcleos emitem uma fluorescência azul fria.

11. Microscopia eletrónica de varrimento (SEM)

Foi efectuado o exame SEM da derme nativa e descelularizada e das amostras de bexiga natatória de peixe. Foi utilizado um microscópio eletrónico de varrimento (MEV) modelo Jeol JSM-840 para observações ultra-estruturais.

Procedimento

-   As amostras da derme e da bexiga natatória dos peixes foram cortadas em pequenos pedaços e fixadas em fixador Karnovasky recentemente preparado a 4° C. Após a fixação durante 3-4 dias, os tecidos foram lavados três vezes com tampão fosfato de pH 7,2.

-   Os espécimes foram desidratados utilizando um gradiente seriado de álcool em água. Finalmente, os tecidos foram lavados três vezes em álcool absoluto. Foi utilizada a técnica do hexametildisilazano (HMDS) para a secagem dos espécimes (Nation,

1983).

- O tratamento químico dos espécimes foi efectuado com HMDS e seguiu-se uma secagem rápida ao ar. Os espécimes foram montados em suportes de alumínio utilizando fita adesiva de carbono e pulverizados com iões de ouro a 1,2 kV (corrente de 7 mA) durante 5 min.

- Finalmente, os espécimes foram observados no SEM a 5 kV, utilizando diferentes ampliações, conforme necessário para as observações desejadas.

12. Quantificação do ADN

Para verificar a extensão da descelularização, foram retiradas amostras de tecido para quantificação do ADN da derme processada e nativa e do tecido da bexiga natatória dos peixes (25 mg cada) e colocadas em papel de filtro seco para remover o excesso de fluido. Cada amostra foi homogeneizada separadamente com um almofariz e um pilão. O ADN genómico total foi isolado a partir de andaimes nativos e descelularizados utilizando o mini kit DNASure® Tissue (Genetix Biotech Asia Pvt. Ltd.), seguindo as instruções do fabricante. A quantidade total de ADN foi quantificada utilizando espetrofotometria (NanoDrop ND- 1000, NanoDrop Technologies).

Procedimento

1. Cortar 25 mg de tecido da derme e da bexiga natatória dos peixes em pequenos pedaços. Colocar a amostra num tubo de microcentrifugação. *Nota*: as amostras difíceis de lisar podem ser trituradas e tratadas num homogeneizador mecânico. Adicionar 25 mg de tecido a um tubo de microcentrifugação de 1,5 ml, adicionar 50-70 µl de solução salina tamponada com fosfato (PBS) e homogeneizar.

2. Adicionar 180µ l de tampão e 25 µl de solução de proteinase-K e agitar em vórtex. Certifique-se de que as amostras estão completamente cobertas com a solução de lise. Incubar a 56^0 C até atingir 1-3 horas. Agitar várias vezes durante a incubação ou utilizar uma incubadora com agitação. Se processar várias amostras, a proteinase K e o tampão LBT podem ser pré-misturados diretamente antes da utilização. Não misturar o tampão LBT e a proteinase K mais de 10 a 15 minutos antes de os adicionar à amostra. A proteinase K leva à auto-digestão no tampão LBT sem substrato.

3. Agitar a amostra em vórtice, adicionar 200 μl de tampão BT3, agitar vigorosamente em vórtice e incubar a 70^0 C durante 10 min. agitar brevemente em vórtice. Se forem visíveis partículas insolúveis, centrifugar durante 5 minutos a alta velocidade (por exemplo, 11.000×g) e transferir o sobrenadante para um novo tubo de microcentrifugação.

4. Adicionar 210μl de etanol absoluto à amostra e agitar vigorosamente em vórtex. Após a adição de etanol, pode aparecer um precipitado fibroso. Isto não afectará o isolamento do ADN. Certificar-se de que todo o precipitado entra na coluna.

5. Para cada amostra, colocar uma coluna do mini kit DNASure Tissue num tubo de colheita. Aplicar a amostra na coluna sem molhar o bordo. Centrifugar durante 1 min a 11.000×g. Eliminar o fluxo e voltar a colocar a coluna no tubo de recolha. Se a amostra não atravessar completamente a matriz durante a centrifugação, repetir o passo de centrifugação a 11.000×g. Deitar fora o fluxo.

6. Adicionar 500 μl de tampão WBT. Centrifugar durante 1 min a 11.000×g, eliminar o fluxo e voltar a colocar a coluna no tubo de recolha.

7. Adicionar 600 μl de tampão WBT5 à coluna e centrifugar durante 1 min a 11.000×g. Eliminar o fluxo e voltar a colocar a coluna no tubo de recolha. Centrifugar a coluna durante 1 min a 11.000×g. O etanol residual é removido durante este passo.11.000×g.

8. Colocar a coluna do kit DNA SURE tissue Mini num tubo de microcentrifugação de 1,5 ml e adicionar 100μl de tampão BET pré-aquecido (70^0 C) incubar à temperatura ambiente durante 1 min. centrifugar 1min a 11.000×g. para aumentar o rendimento, proceder a duas etapas de eluição com o mesmo volume de eluição, conforme indicado. Pode ser eluído aproximadamente 80% do ácido nucleico ligado. Se for necessária uma concentração elevada, utilizar 60% do volume do tampão de eluição para aumentar a concentração de ácido nucleico para 30%.

A quantidade total de ADN tecidular foi quantificada por espetrofotometria (Nano Drop ND-1000, Nano Drop Technologies) ou pelo método das gotas nanométricas.

Análise estatística

O software SPSS versão 17.0 (SPSS, Inc., Chicago, IL) foi utilizado para a análise dos dados. A ANOVA (análise de variância) de uma via foi usada para comparar os valores médios em diferentes intervalos com seus valores de base. O teste "t" independente foi usado para comparar os valores médios entre os grupos em diferentes intervalos.

CAPÍTULO IV

O presente estudo foi realizado em duas fases

Fase I: Desepitelização da pele de búfalo e descelularização do tecido dérmico e da bexiga natatória de peixe

Desepitelização da pele de búfalo

A pele de búfalo foi submetida a um tratamento com solução salina hipertónica para separar a epiderme da derme. As observações foram registadas em intervalos de 12, 24 e 48 horas.

a) Observações brutas

A separação da epiderme foi iniciada num intervalo de 24 horas em pedaços quebrados em alguns sítios. No entanto, não houve separação da epiderme numa única camada. Foi difícil remover a epiderme numa única camada mesmo após 48 h. No entanto, observou-se uma desepitelização completa das peças neste intervalo de tempo (Fig. 5a). A observação grosseira dos protocolos de desepitelização mostrou a falha na separação da epiderme numa única camada.

b) Observações microscópicas

Foi efectuado o exame microscópico das estruturas após o tratamento com solução hipertónica às 12, 24 e 48 horas. No intervalo de 12 horas, observou-se uma desepitelização ligeira com uma coloração contínua menos intensa da membrana basal, um número moderado de células presentes na derme e fibras de colagénio ligeiramente soltas. Às 24 horas, a desepitelização era moderada, com coloração contínua menos intensa da membrana basal, número moderado de células na derme e fibras de colagénio ligeiramente soltas. Às 48 horas, verificou-se uma desepitelização completa com coloração descontínua e irregular da membrana basal, um número ligeiro de células na derme e fibras de colagénio moderadamente soltas. Com base nas observações macroscópicas e microscópicas, a remoção desejável da epiderme numa única camada não foi possível com a solução hipertónica. A separação da epiderme foi feita aplicando uma ligeira força com a parte plana de uma espátula de aço inoxidável e as amostras de tecido dérmico foram adoptadas para investigação posterior na fase seguinte.

Preparação da matriz acelular

A derme nativa de origem de búfalo de água e a bexiga natatória nativa de origem de peixe de água doce foram submetidas a um tratamento com uma solução a 10% de extrato de noz de sabão com agitação contínua num agitador magnético. As amostras foram recolhidas em intervalos de tempo diferentes para observações macroscópicas e microscópicas.

Observações macroscópicas

Derme

Às 12 horas, o tecido dérmico tratado com uma solução a 10% de extrato de noz-sabão apresentava uma consistência ligeiramente macia e ligeiramente amarelada do que o tecido nativo. Às 36 horas, as amostras estavam ligeiramente inchadas. Posteriormente, a consistência da amostra era mais ou menos semelhante à das amostras de 36 horas e ligeiramente alterada até ao intervalo de 72 horas (Fig.5b).

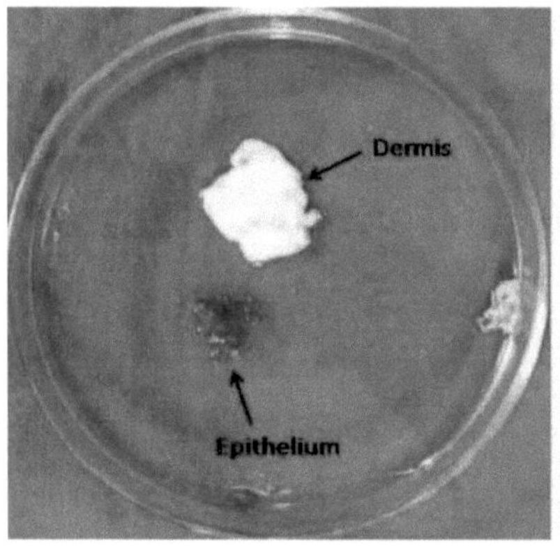

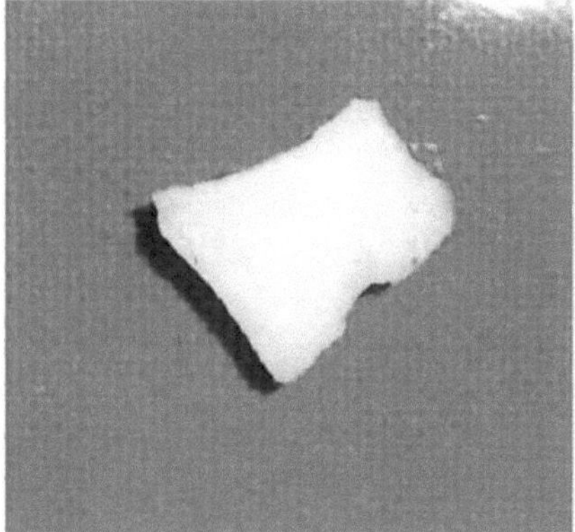

Fig. 5a: Desepitelização de búfalo **Fig. 5b:** Derme de búfalo acelular

Bexiga natatória

Às 12 horas, o tecido da bexiga natatória tratado com uma solução a 10% de extrato de noz de sabão tinha uma consistência macia e esponjosa e era ligeiramente mais amarelado do que o tecido nativo. Às 36 horas, as amostras estavam ligeiramente inchadas e começaram a dissolver-se na solução (Fig.6). As amostras foram completamente dissolvidas na solução entre 60 e 72 horas de intervalo.

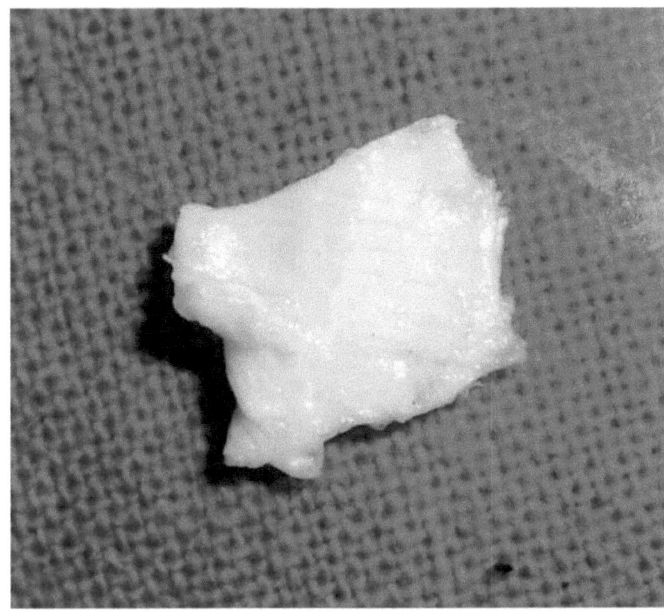

Fig. 6: Bexiga natatória de peixe acelular

Observações microscópicas

Derme

Os resultados microscópicos dos scaffolds dérmicos recolhidos da solução a 10% do extrato de noz de sabão em diferentes intervalos de tempo são apresentados na tabela 2 e na fig.7. No intervalo de 6h e 12h, os andaimes mostraram uma diminuição de 70 a 80% no conteúdo celular (Fig.7b e c). As fibras de colagénio estavam ligeiramente espessas e soltas. Às 30 horas, os andaimes apresentaram uma diminuição de 80 a 85% do conteúdo celular (Fig. 7d) e, às 48 horas, os andaimes apresentaram uma diminuição de 90 a 100% do conteúdo celular (Fig. 7e). As fibras de colagénio apresentavam uma arquitetura ligeiramente espessa e ligeiramente frouxa. Às 72 horas, os andaimes estavam completamente acelulares com fibras de colagénio ligeiramente espessas e ligeiramente soltas e não se observaram detritos entre as fibras de colagénio (Fig. 7f). No entanto, estavam presentes em alguns locais detritos de extrato de pericarpo de soapnut.

Bexiga natatória

Os resultados microscópicos dos andaimes de bexiga natatória recolhidos da solução a 10% de extrato de noz de sabão em diferentes intervalos de tempo são apresentados na tabela 2 e na Fig.8). No intervalo de 12 e 18h, os andaimes mostraram uma diminuição de 80 a 90% no conteúdo celular (Fig. 8c e d). A bexiga natatória tratada com uma solução a 10% de extrato de noz de sabão durante 30 horas sob agitação constante mostrou uma perda completa de celularidade (Fig. 8e). As túnicas externa e interna estavam completamente acelulares. Às 48h, as fibras de colagénio estavam dispostas de forma mais solta do que o tecido nativo (Fig. 8f).

Quadro 2: Observações microscópicas após a descelularização da derme de búfalo e da bexiga natatória de peixe por extrato a 10% de pericarpo de noz-sabão

S. No.	Parameters	10% extract of soapnut pericarp										
		Dermis						Fish swim bladder				
		Native	6h	12h	30h	48h	72h	Native	6h	12h	30h	48h
1.	Cellular contents	+++	++	++	+	-	-	+++	++	+	-	-
2.	Cellular debris	-	++	+	+	-	-	-	++	++	+	-
3.	Collagen fibers arrangement	+++	+++	++ +	++	+	-	+++	++	+	-	-
4.	Porosity	+	+	+	++	++	+++	+	+	++	+++	+++

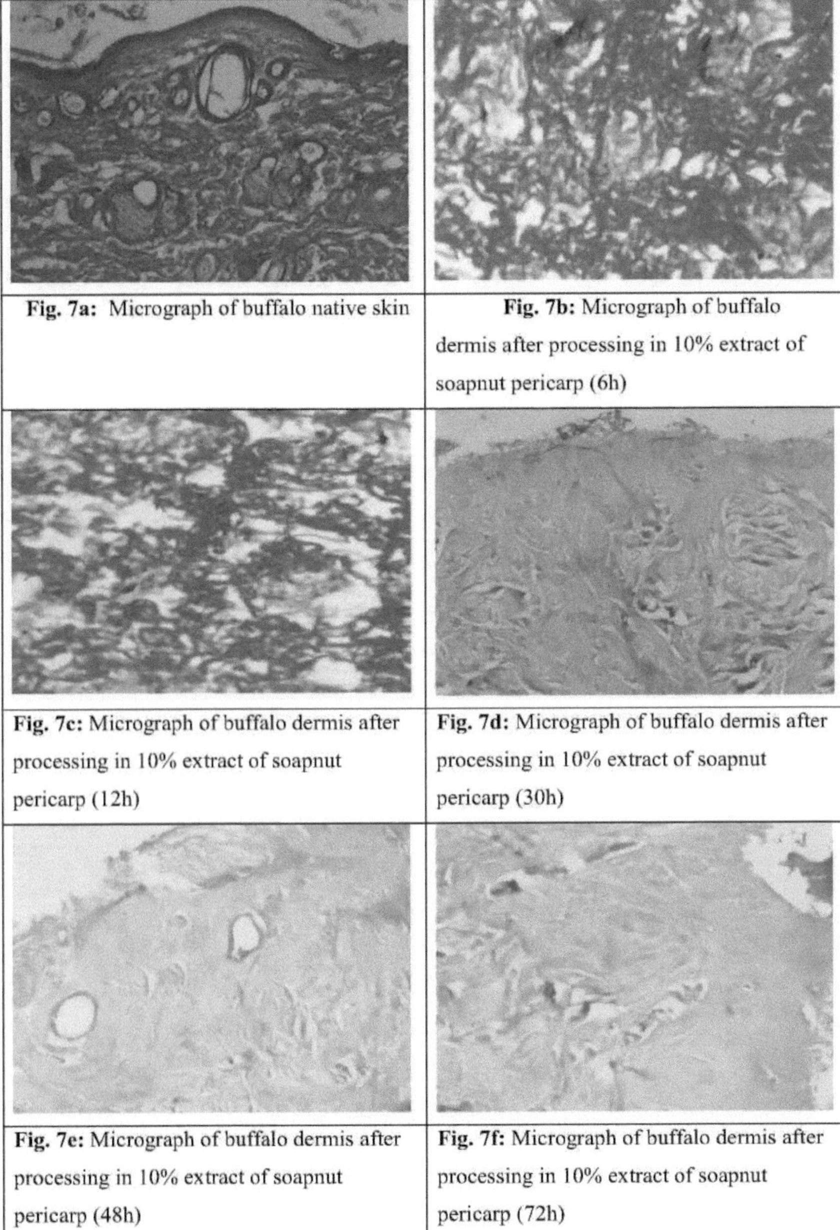

Fig. 7a: Micrograph of buffalo native skin	**Fig. 7b:** Micrograph of buffalo dermis after processing in 10% extract of soapnut pericarp (6h)
Fig. 7c: Micrograph of buffalo dermis after processing in 10% extract of soapnut pericarp (12h)	**Fig. 7d:** Micrograph of buffalo dermis after processing in 10% extract of soapnut pericarp (30h)
Fig. 7e: Micrograph of buffalo dermis after processing in 10% extract of soapnut pericarp (48h)	**Fig. 7f:** Micrograph of buffalo dermis after processing in 10% extract of soapnut pericarp (72h)

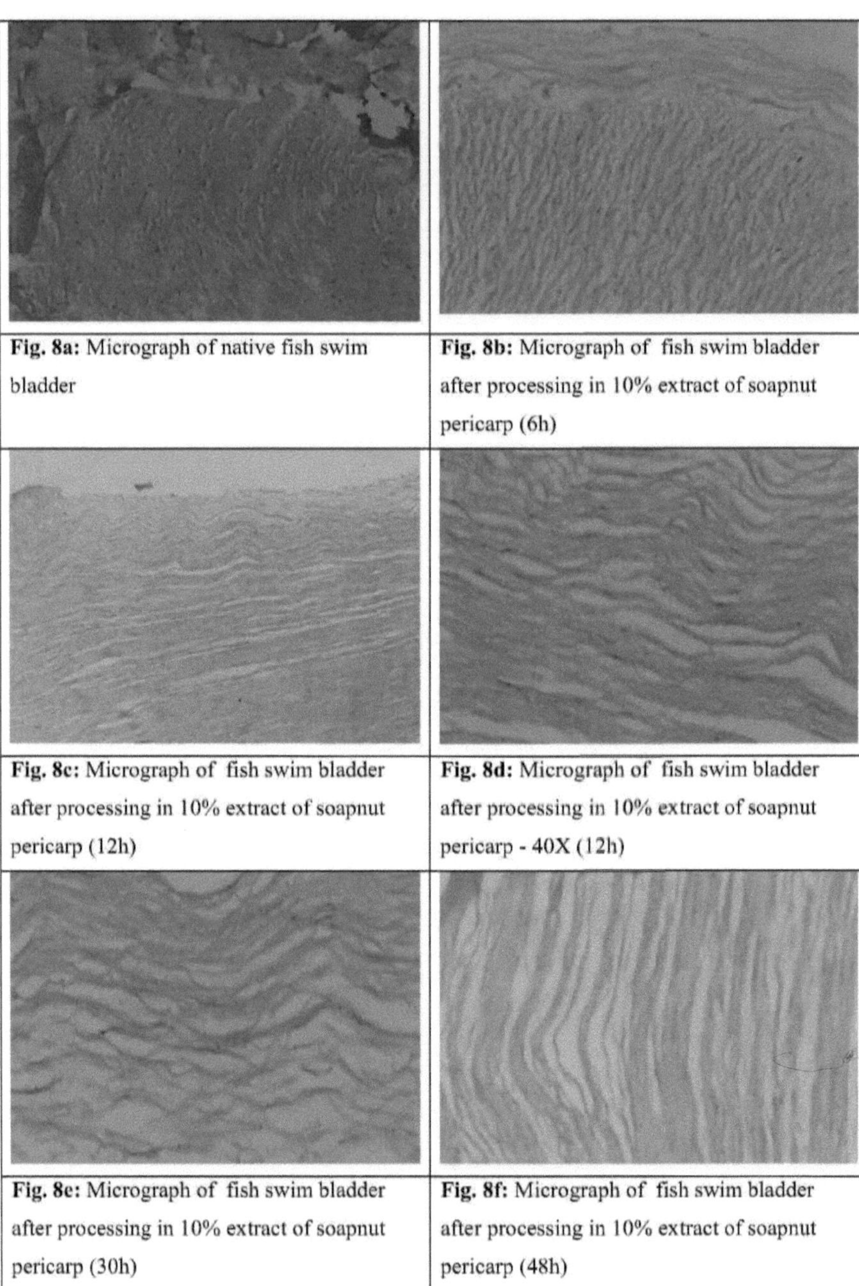

Fig. 8a: Micrograph of native fish swim bladder

Fig. 8b: Micrograph of fish swim bladder after processing in 10% extract of soapnut pericarp (6h)

Fig. 8c: Micrograph of fish swim bladder after processing in 10% extract of soapnut pericarp (12h)

Fig. 8d: Micrograph of fish swim bladder after processing in 10% extract of soapnut pericarp - 40X (12h)

Fig. 8e: Micrograph of fish swim bladder after processing in 10% extract of soapnut pericarp (30h)

Fig. 8f: Micrograph of fish swim bladder after processing in 10% extract of soapnut pericarp (48h)

Determinação da biocompatibilidade in vitro da matriz dérmica acelular e da bexiga natatória de peixe

A. Reticulação da matriz acelular

A reticulação foi efectuada colocando as amostras de tecido de $1\times1cm^2$ em 30 ml de solução de agentes de reticulação, *nomeadamente* GA e EDC, separadamente, durante 12, 24, 48 e 72 horas à temperatura ambiente.

B. Determinação *in-vitro* da biocompatibilidade da matriz dérmica acelular e da bexiga natatória de peixe

A determinação da biocompatibilidade *in-vitro* foi efectuada com base nos seguintes parâmetros:

1. Observações brutas

As observações macroscópicas da matriz dérmica acelular e da bexiga natatória dos peixes foram efectuadas após a reticulação dos biomateriais com uma determinada concentração de GA e EDC e com a duração da ação destes agentes de reticulação.

1.1. Concentração da solução de reticulação

Todos os biomateriais acelulares (matriz dérmica acelular e bexiga natatória de peixe) foram imersos na concentração adequada de ambos os produtos químicos para reticulação. Tanto a derme acelular como a matriz da bexiga natatória de peixe tratadas com 0,6% de GA apresentaram uma coloração amarelada clara em comparação com os tecidos reticulados com EDC a 1%. Estes biomateriais apresentavam uma consistência ligeiramente inchada e dura, em comparação com os biomateriais não reticulados. Além disso, os biomateriais tratados com GA eram mais rígidos em comparação com o tecido nativo e os biomateriais tratados com EDC. Os biomateriais tratados com EDC eram de cor branca e de consistência macia.

1.2. Duração da solução de reticulação

Os biomateriais tratados com EDC não registaram qualquer alteração apreciável da cor às 12 horas, ao passo que os tecidos tratados com GA apresentavam uma cor ligeiramente amarela e eram mais rígidos do que os tecidos tratados com EDC. Os tecidos tratados com

EDC apresentavam uma consistência macia em comparação com os tecidos tratados com GA. O tempo de contacto de 12 horas não produziu grandes diferenças na natureza física dos biomateriais e assemelhava-se mais ou menos a biomateriais acelulares não reticulados. Os biomateriais tratados durante 24, 48 e 72 horas com diferentes produtos químicos tornaram-se rígidos e duros em comparação com os tratados durante 12 horas. O inchaço e a dureza dos tecidos tratados com GA aumentaram com o aumento do tempo de tratamento. À medida que o intervalo de tempo de reticulação aumentava, os biomateriais tratados com GA tornavam-se mais amarelados em comparação com os biomateriais tratados durante 12 horas. Os biomateriais tratados com EDC não mostraram qualquer alteração na coloração, mas a sua consistência era mais macia do que a dos tecidos acelulares não reticulados. Aparentemente, observou-se uma diferença significativa na natureza física dos biomateriais após o tratamento com diferentes produtos químicos em intervalos de tempo de 24, 48 e 72 horas. No entanto, os biomateriais tratados com diferentes agentes de reticulação não mostraram qualquer sinal de degradação até 72 horas de tratamento.

2. Degradação não enzimática *in-vitro*

A matriz acelular, antes e depois da reticulação, foi submetida a testes de degradação não enzimática *in-vitro*. Os espécimes previamente pesados foram imersos durante 1, 3, 5 e 7 dias a 37^0 C em solução salina isotónica contendo 0,1% de azida de sódio (NaN3). **2.1. Derme**

A taxa de perda de peso (percentagem) da matriz dérmica acelular não reticulada e reticulada após digestão não enzimática é apresentada na **tabela 3 e na fig. 9.**

Observou-se que, com o aumento do intervalo de tempo de digestão dos tecidos acelulares e reticulados, a perda de peso também aumentou. A redução de peso no dia 1 foi significativamente ($P<0,05$) inferior à redução de peso nos dias 3, 5 e 7 do intervalo de digestão do tecido acelular (controlo). No intervalo de digestão do dia 3, a perda de peso foi significativamente ($P<0,05$) menor do que a perda de peso nos dias 5 e 7 e significativamente ($P<0,05$) maior do que a perda de peso no dia 1. No intervalo de digestão do dia 5, a perda de peso foi significativamente ($P<0,05$) inferior à perda de peso no dia 7 e significativamente ($P<0,05$) superior à perda de peso nos dias 1 e 3. No intervalo de digestão do dia 7, a perda de peso foi significativamente ($P<0,05$) maior do que a perda de peso nos dias 1, 3 e 5.

A mesma tendência de aumento ou diminuição da perda de peso foi encontrada entre os intervalos de tempo de reticulação dos tecidos reticulados com GA e EDC.

Tabela 3: Média±SE da taxa de perda de peso (percentagem) após degradação não enzimática (em solução salina isotónica contendo azida de sódio a 1%) da matriz dérmica acelular e da matriz dérmica acelular reticulada com GA e EDC.

Groups	Cross-linking time intervals (h)	Isotonic saline solution digestion (1 day)	Isotonic saline solution digestion (3 day)	Isotonic saline solution digestion (5 day)	Isotonic saline solution digestion (7 day)
Glutaraldehyde (GA)	GA-12	11.57 ± 0.05^{cA}	13.16 ± 0.09^{cB}	16.86 ± 0.12^{cC}	22.45 ± 0.14^{dD}
	GA-24	10.26 ± 0.21^{cA}	12.45 ± 0.45^{bB}	15.35 ± 0.22^{cC}	20.23 ± 0.17^{cD}
	GA-48	09.24 ± 0.05^{bA}	10.78 ± 0.17^{bB}	13.78 ± 0.07^{bC}	15.14 ± 0.13^{bC}
	GA-72	05.21 ± 0.07^{aA}	06.27 ± 0.17^{aB}	08.46 ± 0.32^{aC}	09.18 ± 0.31^{aD}
1-ethyl-3-(3-dimethyl aminopropylc arbodiimide (EDC)	EDC-12	21.32 ± 0.12^{fA}	24.54 ± 0.13^{eB}	$35.00. \pm 0.42^{gC}$	40.41 ± 0.16^{hD}
	EDC-24	20.37 ± 0.04^{efA}	23.88 ± 0.28^{eB}	31.61 ± 0.34^{fC}	35.68 ± 0.25^{gD}
	EDC-48	19.84 ± 0.18^{eA}	21.89 ± 0.21^{dB}	28.22 ± 0.21^{eC}	30.84 ± 0.12^{fD}
	EDC-72	16.68 ± 0.40^{dA}	20.19 ± 0.35^{dB}	23.78 ± 0.25^{dC}	27.98 ± 0.40^{eD}
Control (Acellular)	Uncross-linked	24.54 ± 0.24^{gA}	31.48 ± 0.21^{fB}	34.11 ± 0.24^{hC}	42.45 ± 0.33^{iD}

[abcdefghi] diferem significativamente (P<0,05) entre os intervalos de tempo de reticulação no mesmo intervalo de digestão do agente de reticulação GA e EDC.

[ABCD] diferem significativamente (P<0,05) entre os intervalos de digestão de um determinado agente reticulante.

Entre todos os tecidos reticulados, a perda de peso foi mínima na matriz dérmica reticulada com GA durante 72 horas, seguida pelos tecidos tratados com EDC durante 72 horas e máxima nos tecidos tratados com EDC durante 12 horas. Os valores do tecido acelular não reticulado foram significativamente (P<0,05) diferentes dos diferentes grupos reticulados.

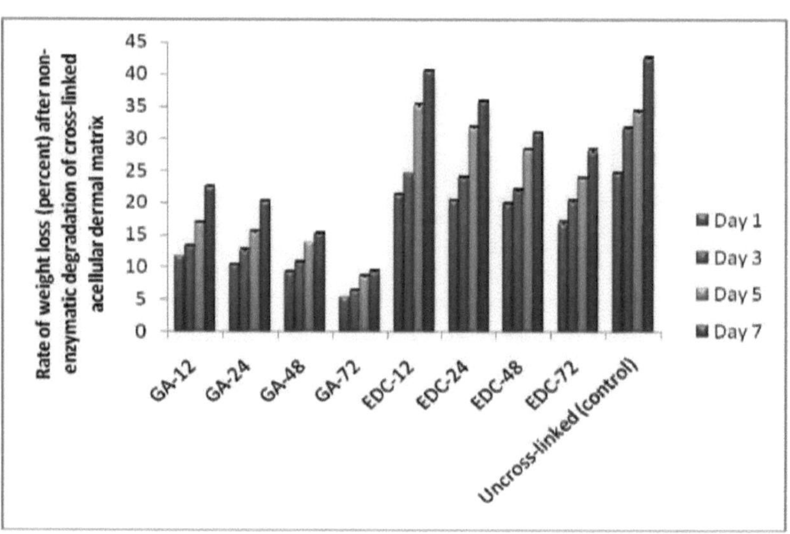

Fig. 9: Média±SE da taxa de perda de peso (percentagem) após degradação não enzimática (em solução salina isotónica contendo azida de sódio a 1%) da matriz dérmica acelular e da matriz dérmica acelular reticulada com GA & EDC.

2.1. Bexiga natatória

A taxa de perda de peso (percentagem) dos tecidos da bexiga natatória reticulados e acelulares (controlo) após a digestão é apresentada no **quadro 4 e na fig. 10.**

A perda de peso foi significativamente reduzida (P<0,05) nos tecidos reticulados em diferentes intervalos de digestão. A perda de peso aumentou com o aumento do intervalo de tempo de digestão nos tecidos acelulares e reticulados. A redução de peso no dia 1 do intervalo de digestão foi significativamente (P<0,05) inferior à redução de peso nos dias 3, 5 e 7 do intervalo de digestão no tecido acelular. No intervalo de digestão do dia 3, a perda de peso foi significativamente (P<0,05) inferior à perda de peso nos dias 5 e 7, e significativamente (P<0,05) superior à perda de peso no dia 1. No intervalo de digestão do dia 5, a perda de peso foi significativamente (P<0,05) menor do que a perda de peso no dia 7 e significativamente (P<0,05) maior do que a perda de peso nos dias 1 e 3. No intervalo de digestão do dia 7, a perda de peso foi significativamente (P<0,05) maior do que a perda de peso nos dias 1, 3 e 5. A mesma tendência de aumento ou diminuição da perda de peso foi encontrada entre os intervalos de tempo de reticulação dos tecidos reticulados.

Tabela 4: Média±SE da taxa de perda de peso (percentagem) após degradação não enzimática (em solução salina isotónica contendo azida de sódio a 1%) da matriz acelular da bexiga natatória e da matriz acelular reticulada com GA e EDC.

Groups	Cross-linking time intervals (h)	saline solution digestion (1 day)	saline solution digestion (3 day)	saline solution digestion (5 day)	saline solution digestion (7 day)
Glutaralde hyde (GA)	GA-12	20.57 ± 0.17^{eA}	22.38 ± 0.35^{dB}	25.43 ± 0.46^{dC}	28.22 ± 0.35^{dD}
	GA-24	16.88 ± 0.16^{bA}	19.21 ± 0.25^{cB}	23.23 ± 0.22^{cC}	26.23 ± 0.27^{cD}
	GA-48	15.29 ± 0.12^{bA}	16.35 ± 0.32^{bB}	17.68 ± 0.19^{bC}	18.17 ± 0.04^{bC}
	GA-72	06.55 ± 0.13^{aA}	08.57 ± 0.07^{aB}	10.46 ± 0.22^{aC}	11.38 ± 0.25^{aD}
1-ethyl-3- (3-imethyl aminoprop ylcarbodii mide (EDC)	EDC-12	27.42 ± 0.15^{eA}	32.54 ± 0.17^{gB}	37.00 ± 0.32^{gC}	42.41 ± 0.11^{gD}
	EDC-24	24.57 ± 0.12^{dA}	28.88 ± 0.16^{fB}	35.61 ± 0.19^{fC}	38.66 ± 0.35^{fD}
	EDC-48	21.50 ± 0.18^{eA}	25.08 ± 0.35^{eB}	31.22 ± 0.38^{eC}	33.84 ± 0.26^{eD}
	EDC-72	18.28 ± 0.40^{bcA}	21.32 ± 0.35^{dB}	24.97 ± 0.29^{dC}	28.16 ± 0.08^{dD}
Control (Acellular)	Uncross-linked	35.54 ± 0.45^{fA}	39.98 ± 0.28^{hB}	43.11 ± 0.26^{hC}	48.45 ± 0.27^{hD}

[abcdefgh] diferem significativamente ($P<0,05$) entre os intervalos de tempo de reticulação no mesmo intervalo de digestão do agente de reticulação GA e EDC.

[ABCD] diferem significativamente ($P<0,05$) entre os intervalos de digestão de um determinado agente reticulante.

De entre todos os tecidos reticulados, a perda de peso foi mínima nos tecidos da bexiga natatória reticulados com GA durante 72 horas, seguida dos tecidos GA-48, GA-24 e máxima nos tecidos

Tecidos tratados com EDC durante 12h. Os valores do tecido acelular não reticulado foram significativamente ($P<0,05$) diferentes dos diferentes grupos reticulados.

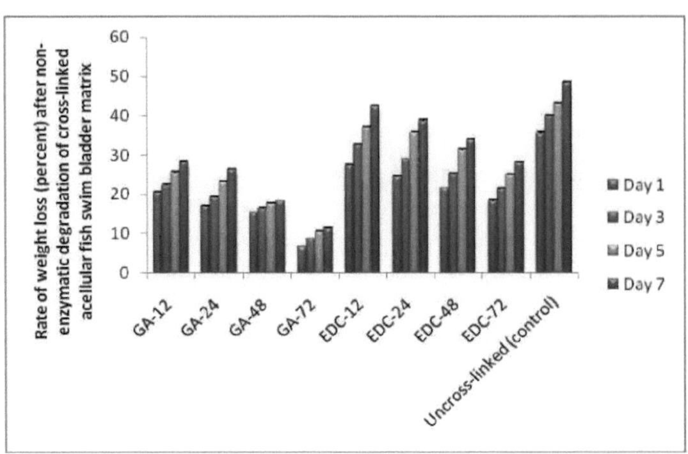

Fig. 10: Média±SE da taxa de perda de peso (percentagem) após degradação não enzimática (em solução salina isotónica contendo azida de sódio a 1%) da matriz acelular da bexiga natatória e da matriz acelular reticulada com GA & EDC.

3. Degradação enzimática *in vitro*

O comportamento de degradação em função do grau de reticulação foi investigado após a reticulação com diferentes agentes químicos durante 12, 24, 48 e 72 horas. As taxas de perda de peso (percentagem) dos biomateriais foram indicativas da degradação dos tecidos.

3.1. Derme

A taxa de perda de peso (percentagem) da matriz dérmica reticulada e acelular após a digestão com colagenase (20U/ml) é apresentada na **tabela 5 e na fig. 11** Observou-se um aumento da perda de peso com o aumento do intervalo de tempo de digestão tanto no grupo reticulado como no grupo acelular. A redução de peso nos intervalos de digestão de 12h, 24h e 48h foi significativamente ($P<0,05$) inferior à redução de peso no intervalo de digestão de 72h no tecido acelular. A perda de peso diminuiu significativamente ($P<0,05$) em todos os tecidos tratados com GA quando comparada com a perda de peso no tecido acelular em diferentes intervalos de tempo de digestão.

A redução de peso nos intervalos de digestão de 12h, 24h e 48h foi significativamente ($P<0,05$) menor do que a redução de peso no intervalo de digestão de 72h nos tecidos reticulados com GA por 12h, 48h e 72h. A redução de peso no intervalo de digestão de 12h e 24h foi significativamente (P<0,05) menor do que a redução de peso no intervalo de digestão de 48h e 72h nos tecidos reticulados com GA por 24h. Tendência semelhante também foi observada em outros grupos reticulados.

Tabela 5: Média±SE da taxa de perda de peso (percentagem) após digestão com colagenase (20 U/ml) da matriz dérmica acelular e da matriz dérmica acelular reticulada com GA e EDC.

Groups	Cross-linking intervals (h)	Collagenase digestion (12h)	Collagenase digestion (24h)	Collagenase digestion (48h)	Collagenase digestion (72h)
Glutarald ehyde (GA)	GA-12	07.92 ± 0.07^{bA}	08.42 ± 0.05^{bA}	10.12 ± 0.16^{cB}	11.98 ± 0.23^{cC}
	GA-24	04.98 ± 0.62^{aA}	05.68 ± 0.16^{aAB}	06.73 ± 0.14^{abB}	10.12 ± 0.18^{cC}
	GA-48	04.85 ± 0.13^{aA}	05.14 ± 0.21^{aA}	05.41 ± 0.11^{aA}	07.23 ± 0.19^{bB}
	GA-72	04.44 ± 0.06^{aA}	05.09 ± 0.08^{aA}	04.98 ± 0.06^{aC}	05.68 ± 0.08^{aBC}
1-ethyl-3-(3-imethyl aminopro pylcarbodi imide (EDC)	EDC-12	34.87 ± 0.24^{fA}	37.85 ± 0.23^{fB}	41.42 ± 0.47^{gC}	46.41 ± 0.51^{gD}
	EDC-24	30.89 ± 0.41^{eA}	33.43 ± 0.51^{eB}	38.24 ± 0.32^{fC}	42.35 ± 0.43^{fD}
	EDC-48	28.81 ± 0.32^{dA}	30.53 ± 0.47^{dB}	35.14 ± 0.34^{eC}	39.28 ± 0.45^{eD}
	EDC-72	25.66 ± 0.49^{cA}	28.56 ± 0.35^{cB}	32.47 ± 0.41^{dC}	36.80 ± 0.41^{dD}
Control (Acellular)	Uncross-linked	37.93 ± 0.34^{gA}	42.51 ± 0.23^{gB}	48.55 ± 0.11^{hC}	53.37 ± 0.32^{hD}

[abcdefgh] diferem significativamente (P<0,05) entre os intervalos de tempo de reticulação no mesmo intervalo de digestão do agente de reticulação GA e EDC.

[ABCD] diferem significativamente (P<0,05) entre os intervalos de digestão de um determinado agente reticulante.

Entre todos os tecidos reticulados, a perda de peso foi mínima nos tecidos do intestino delgado reticulados com GA durante 72 horas e máxima nos tecidos tratados com EDC durante 12 horas. Os valores do tecido acelular não reticulado foram significativamente (P<0,05) diferentes dos diferentes grupos reticulados.

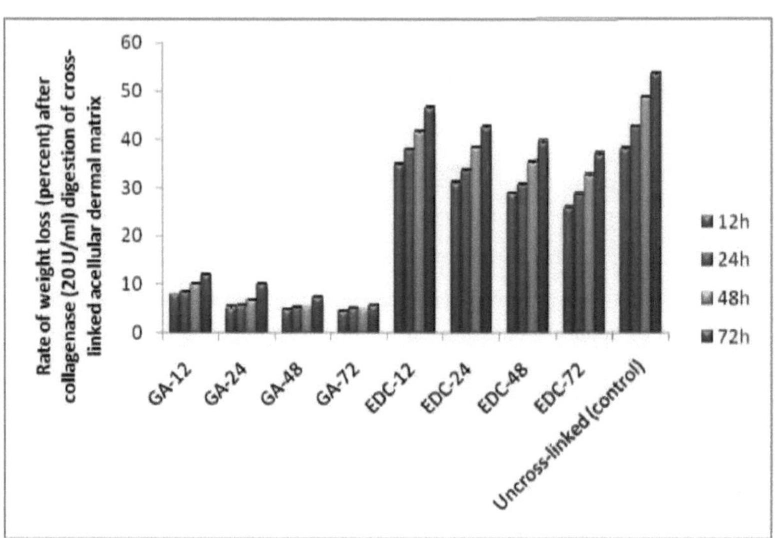

Fig. 11: Média±SE da taxa de perda de peso (percentagem) após digestão com colagenase (20 U/ml) da matriz dérmica acelular e da matriz dérmica acelular reticulada com GA & EDC.

2.2. Bexiga natatória

A taxa de perda de peso (percentagem) da bexiga natatória acelular não reticulada e reticulada após a digestão com colagenase é apresentada na tabela 6 e na fig.12.

A redução de peso nos intervalos de digestão de 12h, 24h e 48h foi significativamente (P<0,05) menor do que a redução de peso nos intervalos de digestão de 72h no tecido acelular. A perda de peso aumentou significativamente (P<0,05) em todos os tecidos tratados com GA e EDC, bem como no tecido acelular, com o aumento dos intervalos de tempo. Entre todos os tecidos reticulados, a perda de peso foi mínima na bexiga natatória reticulada com GA durante 72 horas e máxima nos tecidos tratados com EDC durante 12 horas. Os valores do tecido acelular não reticulado foram significativamente (P<0,05) diferentes dos diferentes grupos reticulados.

Tabela 6: Média±SE da taxa de perda de peso (percentagem) após digestão com colagenase (20 U/ml) da matriz acelular da bexiga natatória e da matriz reticulada com GA e EDC.

Groups	Cross-linking intervals (h)	Collagenase digestion (12h)	Collagenase digestion (24h)	Collagenase digestion (48h)	Collagenase digestion (72h)
Glutarald-ehyde (GA)	GA-12	08.06 ± 0.12^{bA}	08.92 ± 0.12^{bA}	10.82 ± 0.17^{bB}	12.01 ± 0.12^{dC}
	GA-24	05.04 ± 0.26^{aA}	05.78 ± 0.26^{aAB}	06.95 ± 0.23^{aB}	10.20 ± 0.29^{cC}
	GA-48	04.65 ± 0.22^{aA}	05.02 ± 0.30^{aA}	05.40 ± 0.26^{aB}	07.92 ± 0.31^{bC}
	GA-72	04.51 ± 0.05^{aA}	04.93 ± 0.05^{aAB}	05.44 ± 0.06^{aC}	05.29 ± 0.06^{aBC}
1-ethyl-3-(3-imethyl aminopro pylcarbodi imide (EDC)	EDC-12	56.87 ± 0.15^{fA}	60.85 ± 0.57^{fB}	64.52 ± 0.59^{fC}	69.41 ± 0.34^{hD}
	EDC-24	50.33 ± 0.33^{eA}	56.66 ± 0.57^{eB}	60.33 ± 0.60^{eC}	66.33 ± 0.56^{gD}
	EDC-48	46.63 ± 0.32^{dA}	50.63 ± 0.45^{dB}	55.42 ± 0.54^{dC}	61.38 ± 0.35^{fD}
	EDC-72	39.66 ± 0.38^{cA}	46.56 ± 0.45^{cB}	50.47 ± 0.29^{cC}	54.80 ± 0.38^{eD}
Control (Acellular)	Uncross-linked	64.13 ± 0.44^{gA}	68.74 ± 0.48^{gB}	75.76 ± 0.38^{gC}	81.47 ± 0.48^{iD}

[abcdefghi] diferem significativamente (P<0,05) entre os intervalos de tempo de reticulação no mesmo intervalo de digestão do agente de reticulação GA e EDC.

[ABCD] diferem significativamente (P<0,05) entre os intervalos de digestão de um determinado agente reticulante.

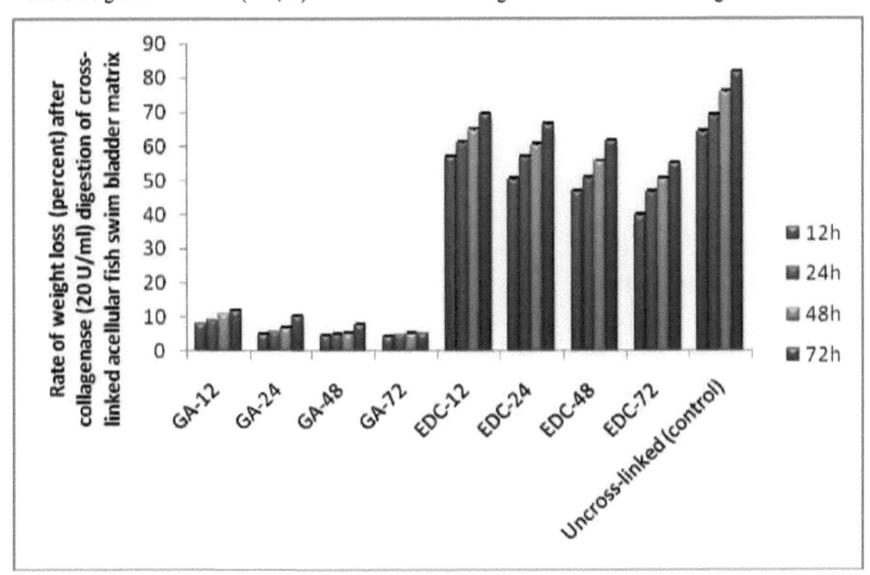

Fig. 12: Média±SE da taxa de perda de peso (percentagem) após digestão com colagenase (20 U/ml) da bexiga natatória acelular e da bexiga natatória acelular reticulada com GA & EDC matriz.

4. Teores de proteínas livres

4.1. Derme

A média ± SE da concentração de proteínas livres (mg/ml) da matriz dérmica acelular não reticulada e reticulada é apresentada na **tabela 7 e na fig. 13.**

A concentração de proteína livre da matriz dérmica acelular não reticulada foi significativamente ($P<0,05$) mais elevada do que a dos tecidos reticulados em diferentes intervalos de tempo de reticulação. Nos tecidos reticulados com GA e EDC, a concentração de proteína livre variou significativamente ($P<0,05$) dentro do grupo em vários intervalos de reticulação. Entre os tecidos reticulados, a concentração de proteínas livres foi mais elevada nos tecidos reticulados com EDC durante 12 horas, ao passo que foi mais baixa nos tecidos reticulados com GA durante 72 horas.

Tabela 7: Média±SE da concentração de proteínas livres (mg/ml) da matriz dérmica acelular nativa, acelular e reticulada com GA e EDC.

Groups	Cross-linking time intervals (h)	Free protein contents (mg/ml)
Glutaraldehyde (GA)	GA-12	1.12 ± 0.02^{d}
	GA-24	0.98 ± 0.02^{c}
	GA-48	0.84 ± 0.04^{b}
	GA-72	0.63 ± 0.04^{a}
1-ethyl-3-(3-dimethyl aminopropylcarbodiimide (EDC)	EDC-12	1.44 ± 0.01^{f}
	EDC-24	1.26 ± 0.02^{e}
	EDC-48	1.17 ± 0.01^{de}
	EDC-72	1.08 ± 0.04^{d}
Control (Acellular)	Uncross-linked	1.68 ± 0.08^{g}
Native dermis	Uncross-linked	2.87 ± 0.07^{h}

[abcdefgh] diferem significativamente ($P<0,05$) entre os intervalos de tempo de reticulação no mesmo intervalo de digestão do agente de reticulação GA e EDC.

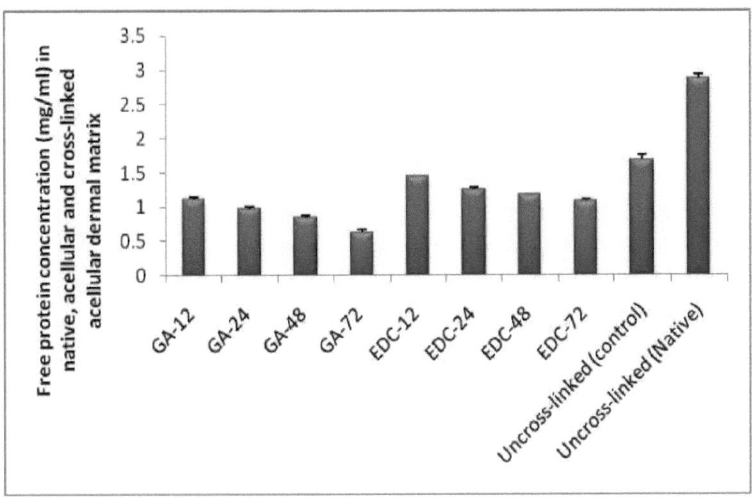

Fig. 13: Média±SE da concentração de proteínas livres (mg/ml) de células nativas, acelulares e

Matriz dérmica acelular reticulada com GA & EDC.

4.2. Bexiga natatória

A média ± SE da concentração de proteínas livres (mg/ml) dos tecidos da bexiga natatória acelular não reticulados e reticulados é apresentada na tabela 8 e na fig.14.

A concentração de proteínas livres da bexiga natatória acelular não reticulada foi significativamente (P<0,05) superior à dos tecidos reticulados em diferentes intervalos de tempo de reticulação. Nos tecidos reticulados com GA e EDC, a concentração de proteínas livres variou significativamente (P<0,05) dentro do grupo em vários intervalos de reticulação. Entre os tecidos reticulados, a concentração de proteínas livres foi mais elevada nos tecidos reticulados com EDC durante 12 horas, ao passo que foi mais baixa nos tecidos reticulados com GA durante 72 horas.

Tabela 8: Média±SE da concentração de proteínas livres (mg/ml) da matriz da bexiga natatória nativa, acelular e acelular reticulada com GA e EDC.

Groups	Cross-linking time intervals (h)	Free protein contents(mg/ml)
Glutaraldehyde (GA)	GA-12	1.15 ± 0.03^d
	GA-24	0.98 ± 0.03^c
	GA-48	0.81 ± 0.05^b
	GA-72	0.56 ± 0.06^a
1-ethyl-3-(3-dimethyl aminopropylcarbodiimide (EDC)	EDC-12	1.27 ± 0.02^e
	EDC-24	1.21 ± 0.04^e
	EDC-48	1.10 ± 0.02^d
	EDC-72	1.03 ± 0.04^{cd}
Control (Acellular)	Uncross-linked	1.76 ± 0.05^f
Native bladder	Uncross-linked	3.127 ± 0.02^g

[abcdefgh] diferem significativamente (P<0,05) entre os intervalos de tempo de reticulação no mesmo intervalo de digestão do agente de reticulação GA e EDC.

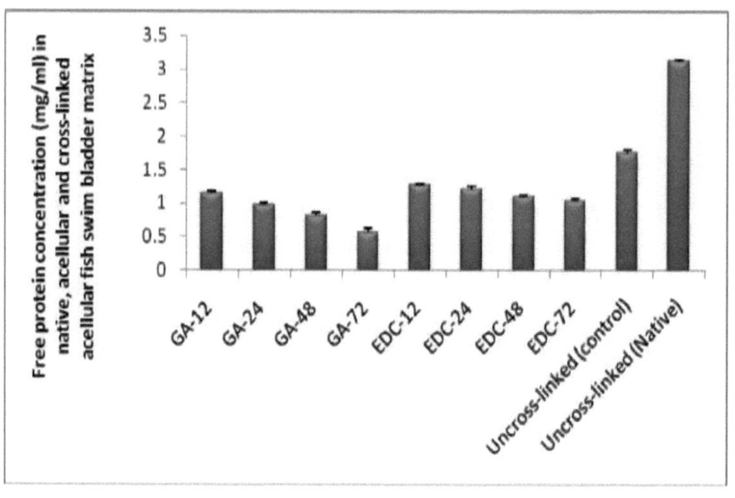

Fig. 14: Média±SE da concentração de proteínas livres (mg/ml) de células nativas, acelulares e

Matriz de bexiga natatória acelular reticulada com GA & EDC.

5. Determinação do teor de grupos amino livres

A curva padrão foi traçada usando diferentes concentrações (20, 40, 60, 80, 100 e 150 µg/ml) de glicina para calcular o conteúdo do grupo amino livre em amostras reticuladas.

5.1. Derme

As concentrações de grupos amino livres da matriz dérmica acelular não reticulada e reticulada de origem bubalina são apresentadas na tabela 9 e na fig. 15.

A concentração do grupo de aminoácidos livres da derme acelular não reticulada foi significativamente (P<0,05) mais elevada quando comparada com os tecidos reticulados. A matriz dérmica acelular reticulada com GA e EDC apresentou concentrações de grupos de aminoácidos livres significativamente (P<0,05) mais baixas do que a matriz dérmica acelular não reticulada em vários intervalos de reticulação. Nos tecidos reticulados com GA e EDC, a concentração do grupo amino livre foi significativamente diferente (P<0,05) dentro do grupo em vários intervalos de reticulação. Entre os tecidos reticulados, a concentração do grupo amino livre foi mínima nos tecidos reticulados com GA durante 72 horas e máxima nos tecidos reticulados com EDC durante 12 horas

Tabela 9: Média±SE da concentração de grupos amino livres (µg/ml) da matriz dérmica acelular nativa, acelular e reticulada com GA e EDC.

Groups	Cross-linking time intervals (h)	Free amino group contents(µg/ml)
Glutaraldehyde (GA)	GA-12	27.04±0.04[d]
	GA-24	25.29±0.08[c]
	GA-48	19.36±0.02[b]
	GA-72	16.98±0.01[a]
1-ethyl-3-(3-dimethyl aminopropylcarbodiimide (EDC)	EDC-12	32.56±0.04[d]
	EDC-24	31.47±0.04[c]
	EDC-48	24.34±0.04[b]
	EDC-72	22.74±0.08[a]
Control (Acellular)	Uncross-linked	94.89±0.04
Native dermis	Uncross-linked	110.83±0.04

[abcd] diferem significativamente (P<0,05) em diferentes intervalos de tempo de reticulação.

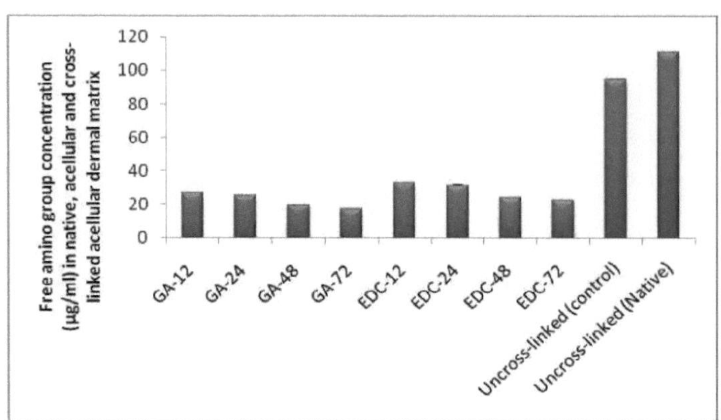

Fig. 15: Média±SE da concentração de grupos amino livres (µg/ml) da matriz dérmica acelular nativa, acelular e reticulada com GA & EDC.

5.2. Bexiga natatória

As concentrações de grupos amino livres da bexiga natatória acelular não reticulada e reticulada de *Labeo rohita* são apresentadas no quadro 10 e na figura 16.

Tabela 10: Média±SE da concentração de grupos amino livres (µg/ml) da matriz da bexiga natatória nativa, acelular e acelular reticulada com GA e EDC.

Groups	Cross-linking time intervals (h)	Free amino group contents(µg/ml)
Glutaraldehyde (GA)	GA-12	30.18 ± 0.03^d
	GA-24	28.89 ± 0.04^c
	GA-48	24.13 ± 0.02^b
	GA-72	21.75 ± 0.01^a
1-ethyl-3-(3-dimethyl aminopropylcarbodiimide (EDC)	EDC-12	32.253 ± 0.03^d
	EDC-24	31.453 ± 0.03^c
	EDC-48	24.300 ± 0.04^b
	EDC-72	22.700 ± 0.03^a
Control (Acellular)	Uncross-linked	97.793 ± 0.04
Native bladder	Uncross-linked	115.424 ± 0.04

As concentrações do grupo de aminoácidos livres da bexiga natatória acelular não reticulada foram significativamente (P<0,05) mais elevadas quando comparadas com as dos tecidos reticulados. Nos tecidos reticulados com GA e EDC, a concentração de grupos de aminoácidos livres nos intervalos de reticulação de 48h e 72h foi significativamente (P<0,05) inferior à concentração de grupos de aminoácidos livres nos intervalos de reticulação de 12h e 24h. Entre os tecidos reticulados, a concentração do grupo amino livre foi mínima nos tecidos reticulados com GA durante 72 horas e máxima nos tecidos reticulados com EDC durante 12 horas.

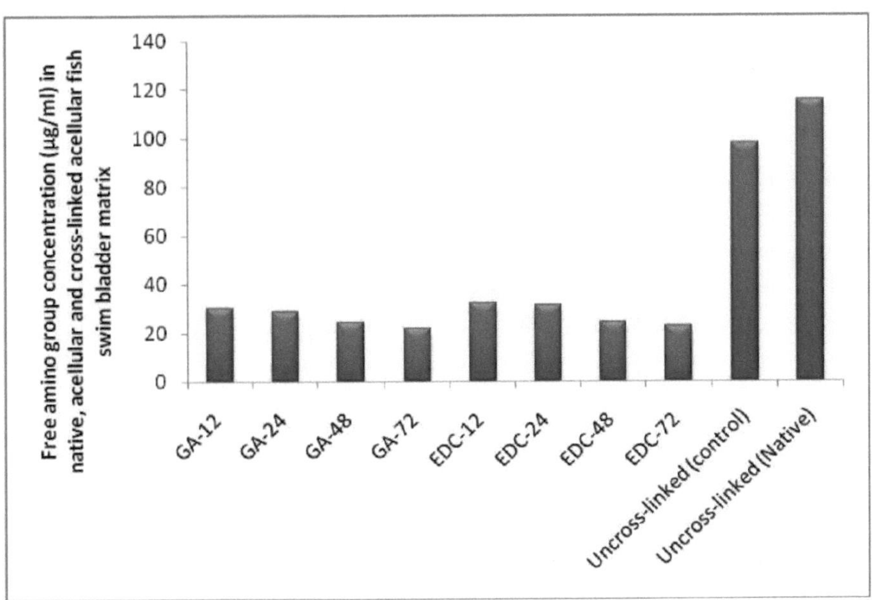

Fig. 16: Média±SE da concentração de grupos amino livres (µg/ml) da matriz da bexiga natatória nativa, acelular e acelular reticulada com GA & EDC.

6. Determinação do índice de fixação

6.1. Derme

A média ± SE do índice de fixação (percentagem) da matriz dérmica acelular reticulada é apresentada na tabela 11 e na fig. 17.

Os valores do índice de fixação em tecidos reticulados com GA e EDC foram significativamente diferentes (P<0,05) dentro de um grupo em vários intervalos de reticulação. O índice de fixação foi mais baixo nos tecidos reticulados com EDC durante 12 horas e mais alto nos tecidos reticulados com GA durante 72 horas.

Tabela 11: Valores médios±SE do índice de fixação (percentagem) da matriz dérmica acelular e da matriz dérmica acelular reticulada com GA & EDC.

Groups	Cross-linking time intervals (h)	Fixation-index (%)
Glutaraldehyde (GA)	GA-12	72.16 ± 0.05^{d}
	GA-24	74.20 ± 0.08^{c}
	GA-48	78.19 ± 0.02^{b}
	GA-72	79.14 ± 0.06^{a}
1-ethyl-3-(3-dimethyl aminopropylcarbodiimide (EDC)	EDC-12	69.02 ± 0.06^{d}
	EDC-24	71.83 ± 0.06^{c}
	EDC-48	74.15 ± 0.04^{b}
	EDC-72	77.79 ± 0.06^{a}
Control (Acellular)	Uncross-linked	97.52 ± 0.04

[a,b,c,d] diferem significativamente (P<0,05) em diferentes intervalos de tempo de reticulação.

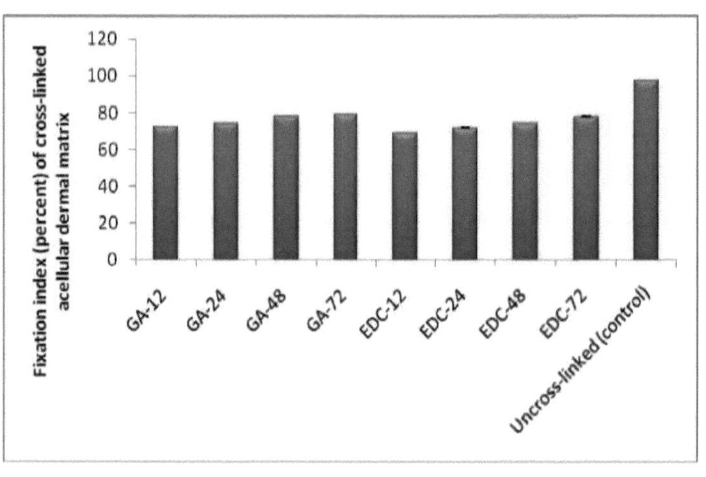

Fig. 17: Valores médios±SE do índice de fixação (percentagem) da matriz dérmica acelular e da matriz dérmica acelular reticulada com GA & EDC.

6.2. Bexiga natatória

A média ± SE do índice de fixação (percentagem) dos tecidos acelulares reticulados da bexiga natatória é apresentada na tabela 12 e na fig. 18.

Tabela 12: Valores médios±SE do índice de fixação (percentagem) da matriz de bexiga natatória acelular e da matriz de bexiga natatória acelular reticulada com GA e EDC.

Groups	Cross-linking time intervals (h)	Fixation-index (%)
Glutaraldehyde (GA)	GA-12	69.67 ± 0.02^d
	GA-24	73.28 ± 0.02^c
	GA-48	76.81 ± 0.02^b
	GA-72	79.04 ± 0.04^a
1-ethyl-3-(3-dimethyl aminopropylcarbodiimide (EDC)	EDC-12	67.02 ± 0.04^c
	EDC-24	67.83 ± 0.04^c
	EDC-48	75.15 ± 0.02^{ab}
	EDC-72	76.79 ± 0.02^a
Control (Acellular)	Uncross-linked	96.93 ± 0.06

[abcd] diferem significativamente (P<0,05) em diferentes intervalos de tempo de reticulação.

Nos tecidos reticulados com GA e EDC, o índice de fixação nos intervalos de reticulação de 12 e 24 horas foi significativamente (P<0,05) mais baixo do que nos intervalos de reticulação de 48 e 72 horas. O índice de fixação foi mais baixo nos tecidos reticulados com EDC durante 12 horas e mais alto nos tecidos reticulados com GA durante 72 horas.

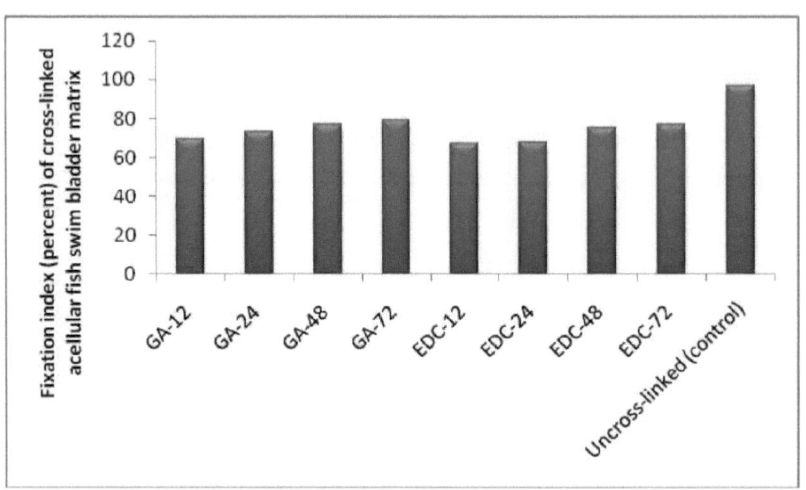

Fig. 18: Valores médios±SE do índice de fixação (percentagem) da matriz da bexiga natatória acelular e da matriz da bexiga natatória acelular reticulada com GA & EDC.

7. Teor de hidroxiprolina livre

A curva padrão foi traçada usando diferentes concentrações (5, 10, 15 e 20 µg/ml) de cis-4-hidroxi-L-prolina padrão para calcular o conteúdo de hidroxiprolina livre em amostras reticuladas.

7.1. Derme

Os teores de hidroxiprolina livre da matriz dérmica acelular reticulada e não reticulada e da derme nativa de origem fetal de búfalo são apresentados na tabela 13. O conteúdo de hidroxiprolina livre da derme nativa e da matriz dérmica acelular foi significativamente (P<0,05) mais elevado quando comparado com a matriz intestinal acelular reticulada.

Tabela 13: Média±SE da concentração de hidroxiprolina (µg/ml) na matriz dérmica inacelular e na matriz dérmica acelular reticulada com GA e EDC.

Groups	Cross-linking time intervals (h)	Hydroxyproline contents(µg/ml)
Glutaraldehyde (GA)	GA-12	0
	GA-24	0
	GA-48	0
	GA-72	0
1-ethyl-3-(3-dimethyl aminopropylcarbodii mide (EDC)	EDC-12	0
	EDC-24	0
	EDC-48	0
	EDC-72	0
Control (Acellular)	Uncross-linked	1.246±0.08
Native dermis	Uncross-linked	5.281±0.06

7.2. Bexiga natatória

Os teores de hidroxiprolina livre da bexiga natatória acelular reticulada e não reticulada e da bexiga natatória nativa de origem dos peixes são apresentados na tabela 14. Os teores de hidroxiprolina livre da bexiga natatória nativa e da bexiga natatória acelular foram significativamente ($P<0,05$) mais elevados quando comparados com os dos tecidos reticulados.

Tabela 14: Média±SE da concentração de hidroxiprolina (µg/ml) na matriz de bexiga natatória acelular e na matriz de bexiga natatória acelular reticulada com GA e EDC.

Groups	Cross-linking time intervals (h)	Hydroxyproline contents (µg/ml)
Glutaraldehyde (GA)	GA-12	0
	GA-24	0
	GA-48	0
	GA-72	0

1-ethyl-3-(3-dimethyl aminopropylcarbodiimide (EDC)	EDC-12	0
	EDC-24	0
	EDC-48	0
	EDC-72	0
Control (Acellular)	Uncross-linked	1.14±0.06
Native swim bladder	Uncross-linked	4.672±0.04

8. Análise do teor de humidade/ Rácio de inchamento

8.1. Derme

A média ± SE dos teores de humidade (percentagem) da matriz dérmica acelular não reticulada e reticulada é apresentada na tabela 15 e na fig. 19.

Tabela 15: Média±SE da percentagem do teor de humidade da matriz dérmica acelular e da matriz dérmica acelular reticulada com GA & EDC.

Groups	Cross-linking time intervals (h)	Moisture content percentage
Glutaraldehyde (GA)	GA-12	52.93 ± 1.42^{d}
	GA-24	49.95 ± 0.92^{c}
	GA-48	47.99 ± 0.22^{b}
	GA-72	43.98 ± 0.70^{a}
1-ethyl-3-(3-dimethyl aminopropylcarbodiimide (EDC)	EDC-12	58.54 ± 0.24^{d}
	EDC-24	55.34 ± 1.65^{c}
	EDC-48	53.12 ± 2.13^{b}
	EDC-48	51.46 ± 2.91^{a}
Control (acellular)	Uncross-linked	68.22±0.64
Native swim bladder	Uncross-linked	70.20±0.68

[abcd] diferem significativamente (P<0,05) em diferentes intervalos de tempo de reticulação.

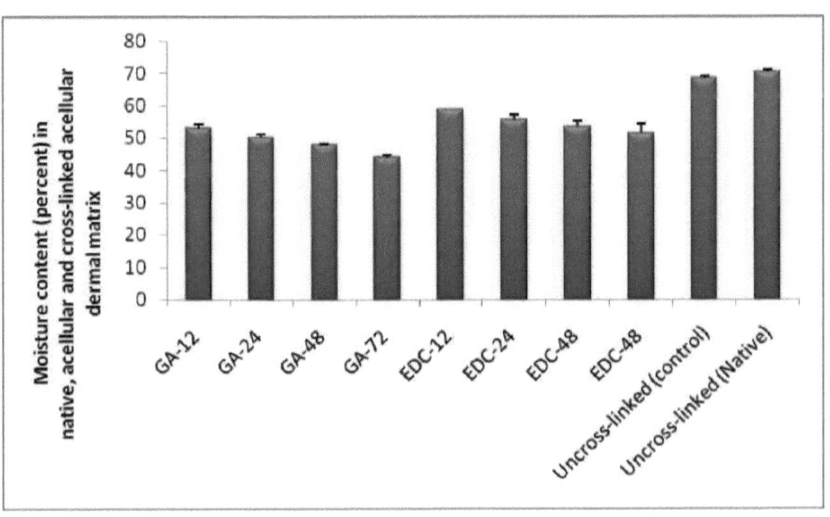

Fig. 19: Média±SE da percentagem do teor de humidade da matriz dérmica acelular e da matriz dérmica acelular reticulada com GA & EDC.

Os teores de humidade foram significativamente (P<0,05) mais elevados nos tecidos acelulares não reticulados quando comparados com os tecidos reticulados. A matriz dérmica acelular reticulada com GA e EDC apresentou teores de humidade significativamente (P<0,05) mais baixos do que a matriz dérmica acelular não reticulada. Nos tecidos reticulados com GA, os teores de humidade nos intervalos de reticulação de 72 horas foram significativamente inferiores (P<0,05) aos teores de humidade nos intervalos de reticulação de 12, 24 e 48 horas. Nos tecidos reticulados com EDC, o teor de humidade nos intervalos de reticulação de 24 e 48 horas foi significativamente (P<0,05) inferior ao teor de humidade no intervalo de reticulação de 12 horas e significativamente (P<0,05) superior ao teor de humidade no intervalo de reticulação de 72 horas.

6.3. Bexiga natatória

A média ± SE dos teores de humidade (percentagem) dos tecidos acelulares da bexiga natatória não reticulados e reticulados é apresentada na tabela 16 e na fig. 20. Os teores de humidade foram significativamente (P<0,05) mais elevados nos tecidos acelulares não reticulados em comparação com os tecidos reticulados. Nos tecidos reticulados com GA, os teores de humidade no intervalo de reticulação de 72 horas foram significativamente (P<0,05) inferiores aos teores de humidade nos intervalos de reticulação de 12 e 24 horas. Nos tecidos reticulados com EDC, os teores de humidade aos intervalos de reticulação de 24h, 48h e 72h foram significativamente (P<0,05) inferiores aos dos tecidos reticulados aos intervalos de reticulação de 12h.

Tabela 16: Média±SE da percentagem do teor de humidade da bexiga natatória acelular e da matriz de bexiga natatória acelular reticulada com GA e EDC.

Groups	Cross-linking time intervals (h)	Moisture content percentage
Glutaraldehyde (GA)	GA-12	56.77 ± 1.42^{d}
	GA-24	55.94 ± 0.92^{c}
	GA-48	53.19 ± 0.22^{ab}
	GA-72	50.28 ± 0.70^{a}
1-ethyl-3-(3-dimethyl aminopropylcarbodiimide (EDC)	EDC-12	66.67 ± 0.24^{d}
	EDC-24	64.16 ± 1.65^{c}
	EDC-48	60.32 ± 2.13^{b}
	EDC-48	57.76 ± 2.91^{a}
Control (acellular)	Uncross-linked	74.41 ± 0.23
Native swim bladder	Uncross-linked	72.44 ± 0.19

[abcd] diferem significativamente (P<0,05) em diferentes intervalos de tempo de reticulação.

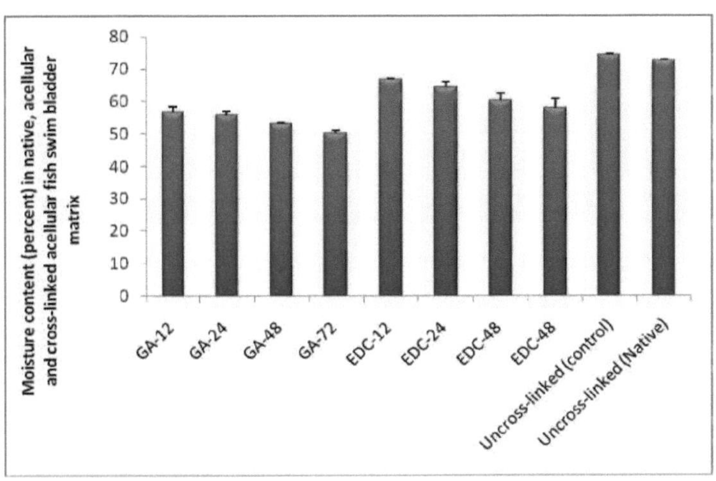

Fig. 20: Média±SE da percentagem do teor de humidade da bexiga natatória acelular e da matriz de bexiga natatória acelular reticulada com GA & EDC.

9. Análise do peso molecular

Foi efectuada uma análise SDS-PAGE para determinar a capacidade de reticulação dos diferentes produtos químicos. As ligações cruzadas resultaram na formação de proteínas de elevado peso molecular, o que foi determinado pela expressão de bandas proteicas.

9.1. Matriz dérmica acelular

As bandas proteicas da matriz dérmica nativa, acelular não reticulada e acelular reticulada foram visualizadas nas fig. 12.1 e 12.2. O padrão típico de colagénio está representado na derme nativa (pista 1). No gel de resolução SDS, as bandas de colagénio apresentaram um peso molecular de cerca de 40, 70, 100, 120 e 150 kDa. As moléculas de colagénio nativo permaneceram no gel de empilhamento. Após o processo de descelularização, a proteína solúvel diminuiu, como revelado na SDS-PAGE da matriz dérmica acelular (linha 2). O padrão da banda proteica do colagénio na matriz dérmica acelular em SDS-PAGE não mostrou qualquer banda proteica elevada. A matriz dérmica acelular tratada com GA não apresentou qualquer padrão de banda proteica mais elevado no gel SDS-PAGE. O colagénio reticulado com GA resultou na formação de um grande complexo de reticulação covalente. Este complexo não se desassociou por tratamento químico com tampão de amostra e era demasiado grande para entrar no gel de empilhamento. Por conseguinte, toda a matriz dérmica acelular tratada com GA não apresentou qualquer padrão de bandas no gel SDS-PAGE (linha 3-6). Os tecidos tratados com EDC produziram uma reticulação caraterística das proteínas, que foi observada em todas as amostras reticuladas, o que sugere que o tratamento químico reticulou eficazmente as diferentes cadeias de proteínas de colagénio, resultando na formação de uma massa elevada que não encontrou entrada nem mesmo no gel de empilhamento. Por conseguinte, toda a matriz dérmica acelular tratada com EDC não apresentou qualquer padrão de bandas no gel SDS-PAGE.

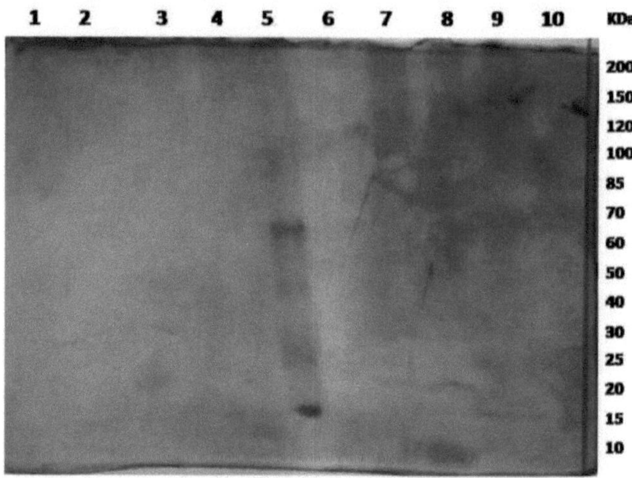

Fig. 21: SDS-PAGE da derme de búfalo. Pista 1 Matriz dérmica acelular (ADM) tratada com GA-12h, Pista 2 ADM tratada com GA-24h, Pista 3 ADM tratada com GA-48h, Pista 4 ADM tratada com GA-72h, Pista 5 Derme nativa, Pista 6 Matriz dérmica acelular (ADM), Pista 7 ADM tratada com EDC-12h, Pista 8 ADM tratada com EDC-24h, Pista 9 ADM tratada com EDC-48h, Pista 10 ADM tratada com EDC-72h.

9.2. Bexiga natatória

As bandas proteicas da bexiga natatória nativa, acelular não reticulada e acelular reticulada foram visualizadas nas fig. 13.1 e 13.2. O padrão típico de colagénio da bexiga natatória nativa está representado na bexiga natatória nativa (pista 1). No gel de resolução SDS, as bandas de colagénio apresentaram um peso molecular de cerca de 60 e 120 kDa. As moléculas de colagénio nativo permaneceram no gel de empilhamento. Após o processo de descelularização, a proteína solúvel diminuiu, tal como revelado na SDS-PAGE da matriz da bexiga natatória acelular não reticulada (linha 2). Todas as matrizes de bexiga natatória acelulares tratadas com GA não apresentaram qualquer padrão de bandas no gel SDS-PAGE (linha 3-6). Todas as matrizes de bexiga natatória acelulares tratadas com EDC não apresentaram qualquer padrão de bandas no gel SDS-PAGE.

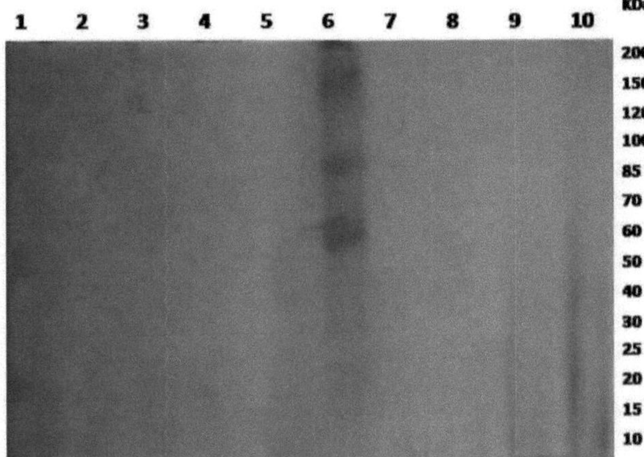

Fig. 22: SDS-PAGE da bexiga natatória de peixe. Pista 1 Bexiga natatória acelular de peixe tratada com GA-12h (AFSB), Pista 2 AFSB tratada com GA-24h, Pista 3 AFSB tratada com GA-48h, Pista 4 AFSB tratada com GA-72h, Pista 5 Bexiga natatória acelular de peixe (AFSB), Faixa 6 Bexiga natatória de peixe nativo, Faixa 7 AFSB tratada com EDC- 12h, Faixa 8 AFSB tratada com EDC-24h, Faixa 9 AFSB tratada com EDC-48h, Faixa 10 AFSB tratada com EDC- 72h.

10. Coloração DAPI:

A coloração com DAPI da derme nativa e da bexiga natatória de peixe mostrou uma fluorescência azul fria que representa o ADN nuclear (Fig. 23a e c). As amostras descelularizadas de derme, diafragma e bexiga natatória de peixe não mostraram quaisquer componentes nucleares (Fig. 23b e d).

Fig. 23a: Coloração 4',6-Diamidino-2-phynylindole (DAPI) de uma matriz dérmica nativa (normal)

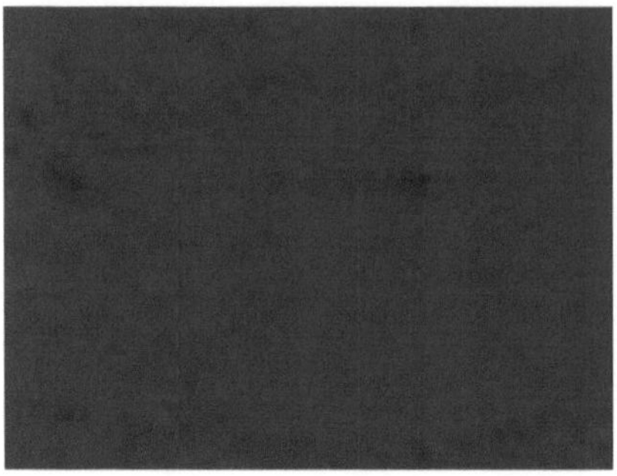

Fig. 23b: Coloração 4',6-Diamidino-2-phynylindole (DAPI) de uma matriz dérmica bubalina descelularizada (72h)

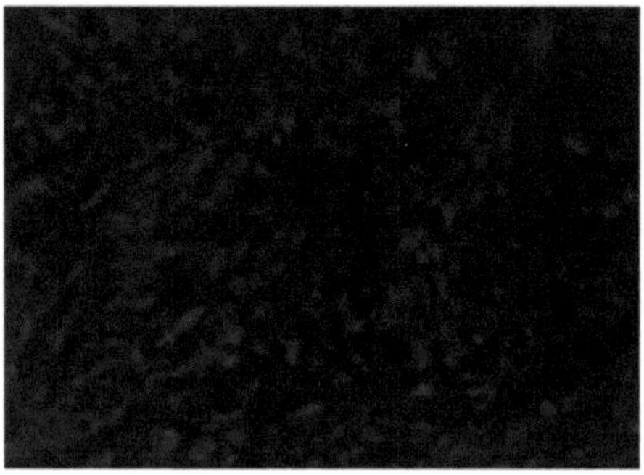

Fig. 23c: Coloração com 4',6-Diamidino-2-phynylindole (DAPI) da matriz de uma bexiga natatória de peixe nativa (normal)

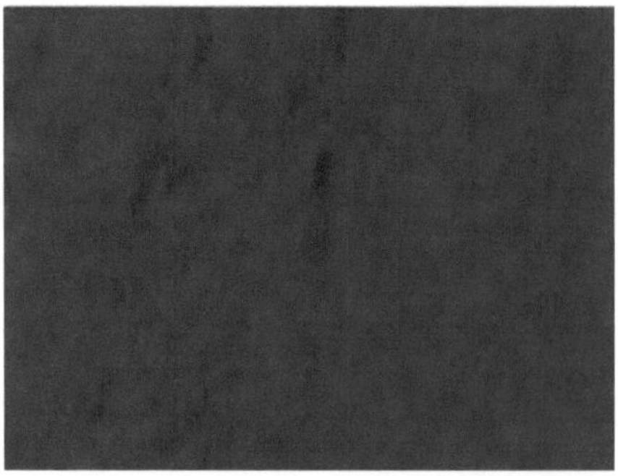

Fig. 23d: Coloração com 4',6-Diamidino-2-phynylindole (DAPI) de uma matriz de bexiga natatória de peixe descelularizada (30h)

11. Microscopia eletrónica de varrimento:

A microscopia eletrónica de varrimento da derme nativa e da bexiga natatória de peixe mostrou fibroplasias com extensão citoplasmática (Fig. 24a e c). No entanto, a derme descelularizada e a bexiga natatória de peixe mostraram uma estrutura fibrilar orientada aleatoriamente com grandes poros interligados e ausência de células (Fig. 24b e d).

10.

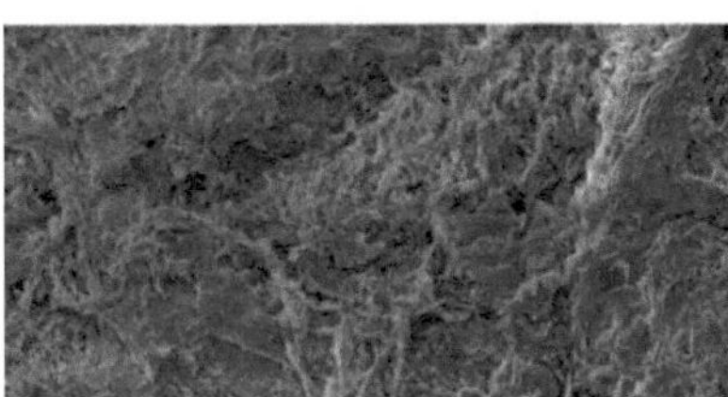

Fig. 24a: Imagem de microscopia eletrónica de varrimento de uma matriz dérmica normal

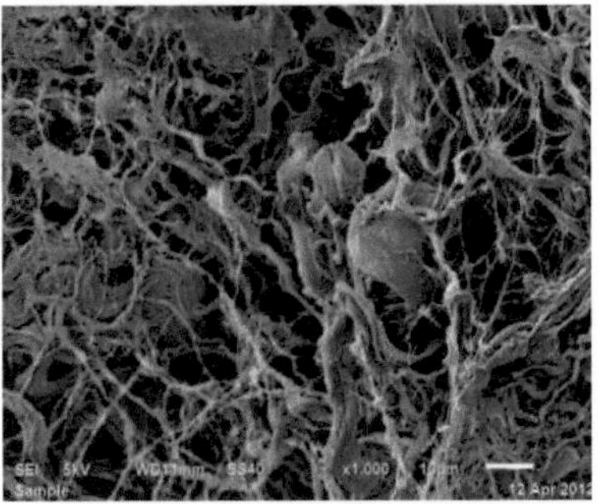

Fig. 24b: Imagem de microscopia eletrónica de varrimento da matriz dérmica
descelularizada (72h)

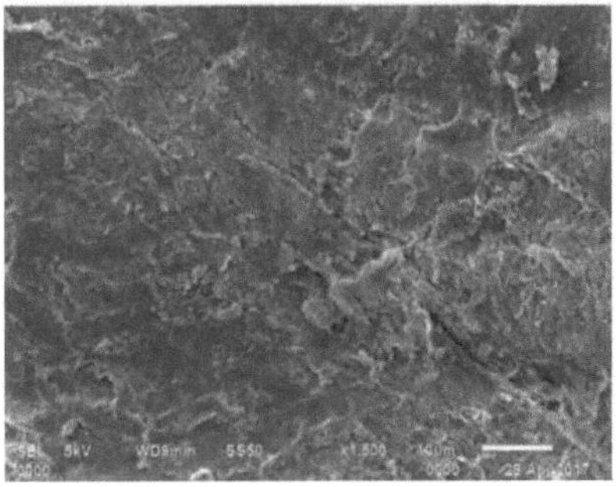

Fig. 24c: Imagem de microscopia eletrónica de varrimento da matriz de uma bexiga natatória normal de um peixe

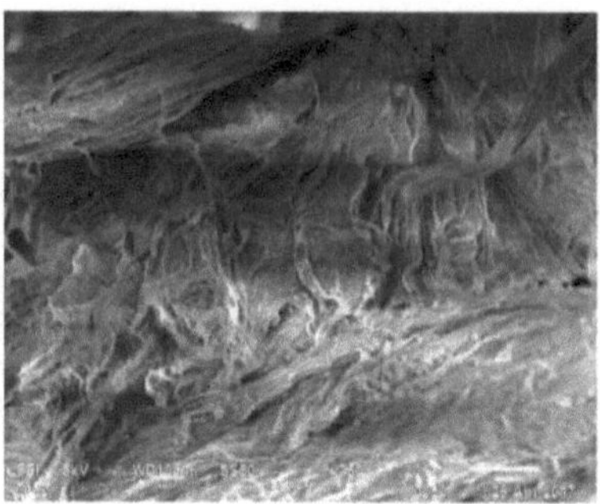

Fig. 24d: Imagem de microscopia eletrónica de varrimento da matriz da bexiga natatória de peixe descelularizada (30h)

12. Quantificação do ADN:

As amostras de tecido para quantificação do ADN foram retiradas da derme nativa e descelularizada e da bexiga natatória dos peixes. A avaliação quantitativa do ADN nos tecidos descelularizados por espetrofotometria demonstrou uma redução significativa do conteúdo de ADN (Tabela 17 e Fig. 25 e 26).

Tabela 17: Média±SE dos teores de dsDNA (ng/mg de peso de tecido seco) da derme nativa e acelular e da matriz da bexiga natatória de peixe.

Organ	dsDNA contents (ng/mg dry tissue weight)	
	Native	Acellular
Dermis	125.48±3.8	8.34±0.8
Fish swim bladder	100.16±3.1	4.71±0.35

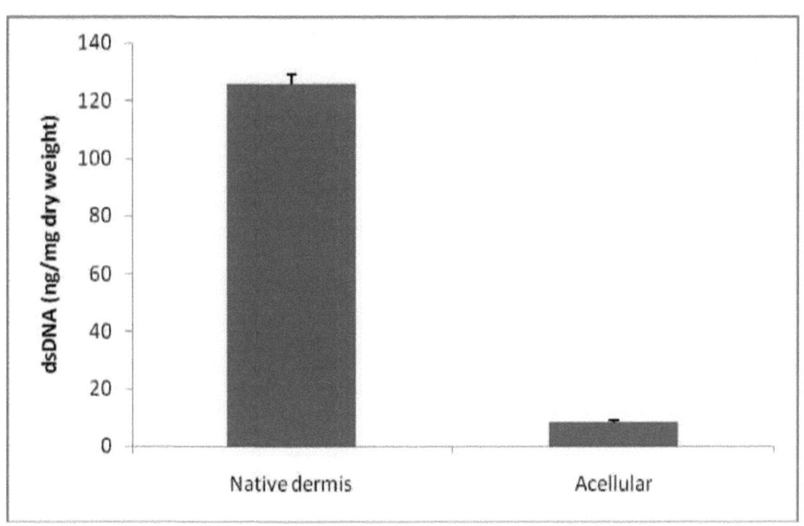

Fig. 25: Média±SE dos valores de quantificação do ADN (ng por mg de peso seco) na matriz dérmica acelular nativa e reticulada com GA.

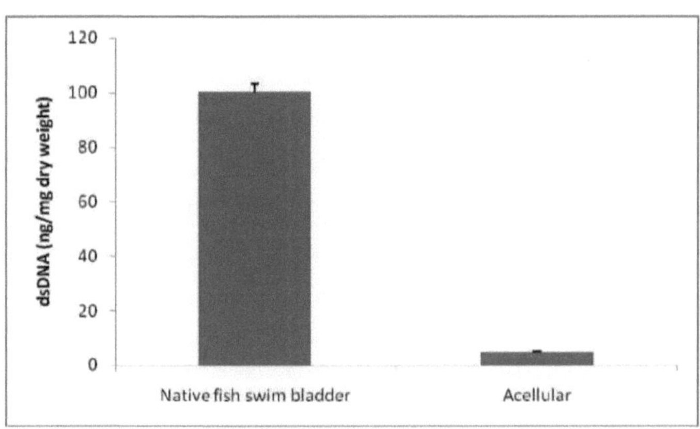

Fig. 26: Média±SE dos valores de quantificação do ADN (ng por mg de peso seco) na matriz da bexiga natatória de peixe acelular nativa e reticulada com GA.

CAPÍTULO V

O colagénio é um material não pirogénico, biologicamente e imunologicamente neutro e preservável a longo prazo. Os pensos de colagénio destinam-se a ser incorporados no leito da ferida, proporcionando uma estrutura que promove a adesão e a migração de fibroblastos e queratinócitos (Clark *et al.*, 2007). Pode ser utilizado como penso para feridas ou como implante para a cicatrização de feridas crónicas, agudas e cirúrgicas superficiais, parciais ou de espessura total (Ruszczak, 2003). Parece ser a melhor matriz atualmente disponível para a regeneração de tecidos e órgãos. O colagénio é geralmente tratado como um tecido próprio pelos receptores em que é colocado e está sujeito aos processos biológicos fundamentais de degradação dos tecidos e de integração nos tecidos adjacentes do hospedeiro quando deixado na sua ultraestrutura nativa (Khor, 1997). Certas sequências das fibrilas de colagénio são quimiotácticas e promovem a proliferação e diferenciação celular (Ruszczak, 2003). Pensa-se também que os factores de crescimento e as citocinas retidos nestes pensos melhoram a cicatrização (Singer *et al.*, 1999). Um penso biológico acelular deste tipo incorporaria tanto as vantagens típicas dos pensos sintéticos (baixo custo, longa vida útil e baixo risco de reação imunológica) como as vantagens típicas dos pensos de origem biológica (fluxo de fluidos regulado, maior resistência à contaminação bacteriana e melhor cicatrização da ferida) (Brown-Etris *et al.*, 2002). Uma estrutura biológica eficaz suporta a penetração, degradação e remodelação dos fibroblastos no tecido circundante, ao mesmo tempo que evita a resposta do hospedeiro aos antigénios da superfície. Os materiais biológicos de suporte compostos por matriz extracelular são normalmente utilizados para a reconstrução cirúrgica de tecidos dérmicos. Por conseguinte, a matriz dérmica acelular e a bexiga natatória podem ser biomateriais para o tratamento de feridas.

Fase I:

Deepithelization

No presente estudo, foi utilizada uma solução salina hipertónica para a desepitelização da pele. A separação da epiderme foi iniciada no intervalo de 24 horas em pedaços quebrados em alguns locais. No entanto, não houve separação da epiderme em uma única camada. Foi difícil remover a epiderme numa única camada mesmo após 48 h. No entanto, observou-se uma desepitelização completa em pedaços neste intervalo de tempo. Gangwar *et al.* (2015) aprofundaram com sucesso a pele de rato numa única camada utilizando solução hipertónica. Prasertsung *et al.* (2007) desenvolveram um novo método para a desepitelização da pele de suínos utilizando sulfureto de sódio para a depilação da pele, seguido da remoção da epiderme com glicerol. O tratamento da pele com Dispase seguido de criopreservação (Fang *et al.*, 1990) ou de incubação prolongada em meio de cultura (Sesamoto *et al.*, 1990) foi referido como sendo eficaz na remoção da epiderme e das células intactas da derme. No entanto, quantidades variáveis de resíduos celulares permaneceram intercaladas na derme. Livesey *et al.* (1994) trataram a pele de cadáveres humanos com incubações prolongadas em NaCl 1M para remover o epitélio. Chakrabarty *et al.* (1999) optimizaram o protocolo para a desepitelização da pele humana utilizando 1 mol/L de cloreto de sódio a 37° C durante 8 h. A desepitelização da pele de suíno foi feita com 0,25% de tripsina durante 18 h e subsequentemente com 0,1% de dodecil sulfato de sódio durante 12 h à temperatura ambiente (Chen *et al.*, 2004). Purohit (2008) optimizou os protocolos para a desepitelização da pele de diferentes espécies de animais utilizando tripsina. Para o coelho, foi optimizada a tripsina a 0,5% durante 24 h, o porco a 2% durante 48 h, o caprino e o ovino a 1% durante 36 h. O cloreto de sódio não foi considerado adequado para a desepitelização das amostras de pele nestas espécies, exceto no coelho. A pele do búfalo não foi desepitelizada pelo tratamento com tripsina e cloreto de sódio. A epiderme da pele de búfalo foi separada com o dermátomo. A tripsina ataca o complexo de desmossomas entre as células, removendo assim a epiderme numa única camada (Livesey *et al.*, 1994), mas em intervalos de tempo maiores, a epiderme parcialmente digerida saiu devido à digestão parcial das células. Contudo, o NaCl não foi considerado adequado para separar a epiderme nestas espécies, o que foi eficaz na pele humana.

Biomaterial acelular

O objetivo de uma descelularização é remover eficientemente todo o material celular e nuclear, minimizando qualquer efeito adverso na composição, atividade biológica e integridade mecânica da matriz extracelular (Gilbert *et al.*, 2006). A descelularização pode ser efectuada por métodos físicos, químicos e enzimáticos que deixam um material composto por componentes da matriz extracelular (ECM). Estes tecidos acelulares mantêm as suas propriedades mecânicas naturais e promovem a remodelação da prótese através da neovascularização e da recelularização pelo hospedeiro (Schmidt e Baier, 2000). Os detergentes iónicos são eficazes para solubilizar as membranas celulares citoplasmáticas e nucleares, mas tendem a desnaturar as proteínas ao perturbar as interacções proteína-proteína (Seddon *et al.,* 2004). Em geral, os detergentes iónicos são amplamente utilizados em protocolos de descelularização devido aos seus efeitos ligeiros na estrutura dos tecidos. Estes tensioactivos perturbam as interacções lípido-proteína e lípido-lípido, mas geralmente deixam as reacções proteína-proteína intactas, mantendo as suas conformações funcionais (Gilbert *et al.,* 2006). O deoxicolato de sódio é muito eficaz na remoção de restos celulares, mas tende a causar uma maior perturbação da arquitetura do tecido nativo quando comparado com o dodecil sulfato de sódio (Gilbert *et al.,* 2006). A extração de células foi eficazmente conseguida sem perturbações significativas na morfologia e resistência da matriz extracelular. Os resultados do presente estudo também apoiam o desoxicolato de sódio como uma opção viável para o tratamento do intestino delgado de origem bubalina e da bexiga natatória de origem piscícola.

Existem cerca de 10% de saponinas na polpa do fruto da reetha (FRPS, 1998), o que a torna um recurso ideal para a extração de saponinas. A saponina, um tensioativo não-iónico natural, não só tem uma boa capacidade de emulsão, separação e dispersão, como também é um bom estabilizador de espuma com uma grande capacidade de limpeza (Zhang *et al.,* 1993, Du *et al.,* 2014). A presente investigação analisou os efeitos de 10% de extrato de noz de sabão na derme de búfalo de água (*Bubalus bubalis*) e na bexiga natatória de peixe de água doce (*Labeo rohita*). A derme e a bexiga natatória dos peixes tratados com uma solução a 10% de extrato de noz de sabão estavam completamente acelulares com fibras de colagénio ligeiramente espessas e ligeiramente soltas às 72h e 24h, respetivamente. Não foram observados detritos entre as fibras de colagénio. Tal pode dever-se à presença de saponinas (detergentes) na noz de sabão, que actuam como surfactantes. As amostras foram analisadas sem a utilização de agentes antibióticos ou antifúngicos porque a noz-sabão inclui actividades antimicrobianas e fungicidas (Ibrahim *et al.,* 2006).

Fase II: Reticulação e determinação *in-vitro* da biocompatibilidade da matriz dérmica acelular e da bexiga natatória de peixe

A) **Reticulação da matriz acelular**

Um processo de descelularização pode atenuar a resposta imunitária xenogénica (Goldstein *et al.*, 1999), mas a remoção de componentes celulares pode não ser suficiente para eliminar a inflamação, podendo ser necessária uma ligação cruzada para evitar a degradação (Courtman e Wilson, 1999). A reticulação pode revelar-se eficaz na redução da imunogenicidade, alterando a apresentação de determinantes antigénicos (Yannas *et al.*, 1996). A reticulação dos tecidos tem como objetivo prolongar a integridade estrutural e mecânica original e remover ou, pelo menos, neutralizar as propriedades antigénicas atribuídas a estes materiais. A reticulação produz ligações cruzadas inter-fibrilares, o que reduz a capacidade de as fibras de colagénio deslizarem umas sobre as outras, aumentando assim a rigidez. Por conseguinte, as amostras reticuladas são rígidas quando comparadas com o controlo. As fibras de colagénio são reforçadas por dois tipos de ligações cruzadas covalentes: intramoleculares e intermoleculares. A ligação cruzada intermolecular é essencial para a estabilidade mecânica e outras propriedades físicas. No presente estudo, foram utilizados GA (0,6%) e EDC (1%) como agentes de reticulação para a matriz dérmica acelular de origem fetal de búfalo e para a bexiga natatória acelular de peixe.

A reticulação de tecidos colagénicos com glutaraldeído reduziu significativamente a biodegradação, tornou-os biocompatíveis e preservou a integridade anatómica e a flexibilidade (Jayakrishnan e Jameela, 1995). No presente estudo, a matriz intestinal acelular e a bexiga natatória acelular foram tratadas com uma solução de GA a 0,6% durante um período de 12, 24, 48 e 72 horas. O glutaraldeído reage com o grupo ε-amino dos resíduos de lisilo no colagénio, o que induz a formação de ligações cruzadas entre cadeias (Yannas *et al.*, 1996). Os tecidos tratados com glutaraldeído apresentavam uma consistência rígida quando comparados com o controlo. No glutaraldeído, existem apenas ligações de carbono (C-C), que são conhecidas por serem relativamente inflexíveis. Por conseguinte, o tecido tratado com glutaraldeído é comparativamente mais rígido (Sung *et al.*, 1996, Xi-xun *et al.*, 2007). Foi igualmente demonstrado que a reticulação com glutaraldeído suprime o reconhecimento imunológico do tecido (Nimni *et al.*, 1987), presumivelmente impedindo a apresentação de determinantes antigénicos através da morte de células viáveis do tecido e do controlo da estabilidade da tripla hélice de colagénio (Yannas *et al.*, 1996). As condições de fixação, como a pureza, a concentração, a temperatura, o pH e a extensão da exposição ao aldeído, determinam o tipo e a extensão da reticulação e as propriedades finais. medida que o tempo de reticulação aumenta, o tecido torna-se mais rígido e de cor amarelada. Após a fixação, o glutaraldeído degrada-se em ácido glutárico, que tem uma cor amarelada clara. Este facto pode ser responsável pela cor amarela dos tecidos tratados com GA.

Com base no conceito de reticulação por ativação dos grupos de ácido carboxílico, a carbodiimida solúvel em água EDC foi selecionada para a reticulação da matriz dérmica acelular e da bexiga natatória acelular. A reticulação com EDC envolve a ativação dos grupos de ácido carboxílico dos resíduos de ácido glutâmico ou aspártico para dar grupos O-acilisoureia. As ligações cruzadas são formadas após ataque nucleofílico por grupos amino livres de resíduos de lisina ou hidroxilisina. No presente estudo, a matriz dérmica acelular e a bexiga natatória acelular foram tratadas com EDC a 1% durante um período de 12, 24, 48 e 72 h. A ligação cruzada durante 12 h foi considerada incompleta e, por conseguinte, estes enxertos não eram muito diferentes do tecido natural.

B) Determinação *in-vitro* da biocompatibilidade da matriz dérmica acelular e da bexiga natatória de peixe

Observações brutas

A reticulação durante 12 horas com GA e EDC foi considerada incompleta e, por conseguinte, esses enxertos não eram muito diferentes do tecido natural. Por conseguinte, a redução do tempo de contacto do tecido com o reticulante resultou numa reticulação incompleta do colagénio. Após a fixação adequada do tecido, a cor e a resistência à tração do biomaterial alteraram-se. A resistência à tração aumentou e o enxerto foi considerado ideal para segurar e substituir o tecido danificado. O tempo de contacto prolongado de 24 horas foi sugerido para a fixação biológica por glutaraldeído e genipin (Sung *et al.,* 2000). No presente estudo, os biomateriais foram reticulados durante quatro intervalos de tempo diferentes, entre 12 e 72 horas. Os biomateriais tratados durante 24, 48 e 72 horas com GA e EDC tornaram-se rígidos e duros em comparação com os tratados durante 12 horas. Os biomateriais tratados com GA estavam inchados e duros, o que aumentou ainda mais com o aumento do tempo de contacto com o produto químico. À medida que o intervalo de tempo de reticulação aumentava, os biomateriais tratados com GA tornavam-se mais amarelados do que os biomateriais tratados durante 12 horas. Os biomateriais tratados com EDC não mostraram qualquer alteração na coloração, mas a sua consistência era mais mole do que a dos tecidos acelulares não reticulados. Aparentemente, observou-se uma diferença significativa na natureza física dos biomateriais após o tratamento com diferentes produtos químicos em intervalos de tempo de 24, 48 e 72 horas. O tempo de reticulação de 48 horas foi considerado ideal para a reticulação dos biomateriais (Purohit, 2008, Perme, 2009).

A biodegradação *in vitro* e os ensaios mecânicos demonstraram que o colagénio tratado com GA durante 4 horas ou exposto à radiação UV aumentou significativamente a resistência à colagenase e a resistência mecânica em comparação com o controlo não tratado (Lee *et al.*, 2001). O aumento do tempo de reticulação causou a erosão da superfície do enxerto, atribuível à incapacidade de penetração da solução de degradação na matriz, que seria capaz de reter a resistência durante um período mais longo durante a degradação (Vaz *et al.*, 2003).

A resistência, a taxa de reabsorção e a biocompatibilidade dos biomateriais de colagénio foram profundamente influenciadas pelo método e pela extensão da reticulação. Os métodos de reticulação física, irradiação ultravioleta (UV) (254 nm) e tratamento desidrotérmico (DHT), nas propriedades mecânicas e na integridade molecular das fibras de colagénio extrudidas a partir de uma dispersão ácida de colagénio dérmico bovino tipo I. Weadock *et al.*, (2004) referiram que as fibras de colagénio expostas à irradiação UV durante 15 min apresentavam valores de resistência à tração final (54 MPa) e de módulo (184 MPa) superiores ou equivalentes aos valores das fibras reticuladas com tratamento DHT durante 3 ou 5 dias. No entanto, no presente estudo, o aumento da duração da reticulação diminuiu significativamente ($P<0,05$) a concentração de grupos amino livres, o índice de fixação, o teor de humidade e o teor de proteínas livres.

Degradação não enzimática *in-vitro*

A resistência à degradação dos materiais à base de proteínas pode ser estudada através de testes *in vitro*. A degradação não enzimática é feita em solução salina isotónica e é monitorizada principalmente por alterações no peso em função do tempo de imersão. Existem dois grandes grupos de ligações cruzadas: (i) as iniciadas pela enzima lisil oxidase e (ii) as derivadas de resíduos de lisina e hidroxil lisina glicados não enzimaticamente. A formação de ligações cruzadas enzimáticas depende de enzimas específicas, de sequências de aminoácidos e de arranjos estruturais quaternários. As ligações cruzadas derivadas de forma não enzimática ocorrem de forma mais acidental e são importantes para os processos patológicos. No presente estudo, a matriz dérmica acelular e a bexiga natatória reticuladas por GA mostraram resistência máxima à degradação não enzimática. Silva *et al.* (2004) avaliaram a degradação *in-vitro* de membranas de quitosano após reticulação por GA em 30 ml de solução salina isotónica durante 7, 14, 30 e 60 dias. A resistência mecânica ao estiramento diminuiu acentuadamente quando inchada num ambiente aquoso, principalmente devido ao elevado grau de equilíbrio de hidratação dos materiais de quitosano. No entanto, as membranas de quitosano neutralizadas e as membranas reticuladas com pequenas quantidades de glutaraldeído tornaram-se mais flexíveis.

Degradação enzimática *in-vitro*

A elevada taxa de renovação enzimática do colagénio no corpo torna necessária a estabilização dos biomateriais à base de colagénio através de métodos de reticulação química, de modo a obter materiais que mantenham as propriedades mecânicas e a estabilidade desejadas durante o período de implantação pretendido. A biodegradação dos tecidos é causada pela clivagem da tripla hélice de colagénio pela colagenase (Zeeman *et al.*, 1999). Este é um processo comum no corpo vivo e é causado por fibroblastos no meio de uma resposta inflamatória crónica. Pensa-se que a ligação cruzada da tripla hélice mantém as hélices unidas, suprimindo assim a degradação (Nam *et al.*, 2007).

As colagenases que podem degradar o colagénio nativo são membros da família das metaloproteinases. As colagenases podem ser de mamíferos (metaloproteinases de matriz intersticial e neutrofílica [MMP-1 (colagenase-1) e MMP-8 (colagenase-2)] e colagenase bacteriana de *Clostridium histolyticum* (Kurcharz, 1992). A colagenase bacteriana do *Clostridium histolyticum* é capaz de clivar ligações peptídicas dentro da estrutura helicoidal tripla e tem uma especificidade para a região Pro-X-Gly-Pro-Y, dividindo-se entre X e Gly, em que X e Y são predominantemente resíduos de aminoácidos polares. Yannas *et al.* (1975) registaram uma correlação entre a taxa de degradação da colagenase *in vitro* e a extensão da reabsorção *in vivo*. Por conseguinte, o estudo da degradação enzimática *in-vitro* pode ser um bom modelo para avaliar a estabilidade do tecido reticulado. No presente estudo, foram efectuados testes de degradação enzimática *in-vitro* para tecidos reticulados e não reticulados. Os tecidos reticulados foram mais resistentes à degradação enzimática quando comparados com os tecidos não reticulados. Esta resistência pode dever-se à inibição da interação do substrato enzimático através dos locais de clivagem ocultos ou alterados do colagénio pelos agentes reticulantes (Liang *et al.*, 2004).

No presente estudo, a perda de peso dos tecidos reticulados e não reticulados aumentou após a exposição à colagenase bacteriana com o aumento dos intervalos de tempo. Olde Daminik *et al.* (1996) registaram o mesmo resultado com colagénio dérmico de ovelha. A taxa de degradação de um biomaterial à base de colagénio por enzimas é determinada pela densidade das ligações cruzadas, pela acessibilidade dos locais de clivagem e pela extensão da desnaturação (Weadcock *et al.*, 1984). As ligações cruzadas impedem estericamente o acesso das enzimas aos seus locais de clivagem específicos, diminuindo assim a taxa de degradação. Além disso, as partes fragmentadas da matriz de colagénio são mantidas juntas pelas ligações cruzadas e, consequentemente, são necessárias múltiplas cisões de cadeias para libertar fragmentos de péptidos. A degradação do colagénio pela colagenase é considerada um processo de erosão superficial (Olde Daminik *et al.*, 1996). A taxa de degradação será então determinada pelo nível estrutural em que a degradação ocorre e pela disponibilidade de locais de clivagem.

Entre os tecidos reticulados, a matriz dérmica acelular e a bexiga natatória acelular reticuladas com GA apresentaram menos perda de peso quando comparadas com os tecidos reticulados com EDC. A GA reage com o grupo ε-amino dos resíduos de lisilo nas proteínas (por exemplo, colagénio), o que induz a formação de ligações cruzadas entre cadeias (Yannas *et al.*1996) e estabiliza os tecidos contra a degradação química e enzimática, dependendo da extensão da ligação cruzada (Nimni *et al.* 1987). A resistência enzimática dos materiais foi excelente, como demonstrado pela ausência de degradação do colagénio dérmico de ovelha após 48 horas de incubação numa solução de colagenase bacteriana (Zeeman *et al.*, 1999). No presente estudo, a bexiga natatória acelular reticulada com GA e a derme acelular apresentaram uma menor perda de peso quando comparadas com os tecidos reticulados com EDC.

A reação do colagénio com EDC conduz geralmente a ligações cruzadas de comprimento zero entre ou no interior das hélices, enquanto o glutaraldeído pode também formar ligações cruzadas intermicrofibrilares. As ligações cruzadas intra e inter-helicoidais aumentarão a resistência à degradação da colagenase. No presente estudo, a bexiga natatória acelular reticulada com EDC mostrou menor resistência à degradação enzimática quando comparada com os tecidos reticulados com GA. A matriz dérmica acelular reticulada com EDC apresentou menor resistência à degradação enzimática quando comparada com os tecidos reticulados com GA.

Teores de proteínas livres

A diminuição do conteúdo de proteínas livres libertadas da matriz acelular reticulada indicou a eficácia da reticulação dos biomateriais. No presente estudo, foi observada uma diminuição significativa das proteínas livres dos tecidos reticulados em comparação com os tecidos acelulares e nativos não reticulados. A ligação cruzada liga o péptido e forma uma grande molécula de proteína, o que também foi evidente em SDS-PAGE, em que a grande molécula foi incapaz de passar através do gel e, por conseguinte, uma determinada banda permaneceu ausente. Purohit (2008) e Kumar *et al.* (2013) também registaram uma diminuição significativa ($P<0,05$) do teor de proteínas livres com o aumento dos intervalos de tempo de reticulação com diferentes agentes de reticulação, nomeadamente GA e EDC, em comparação com a pele nativa de coelho não reticulada.

Conteúdo de grupos de aminoácidos livres

A análise do teor de grupos amino livres indica indiretamente o grau de reticulação. A quantidade de grupos amino livres é inversamente proporcional ao grau de reticulação. Zeeman *et al.* (1999a) registaram uma diminuição do teor de grupos amino livres no colagénio dérmico tratado com GA. A reticulação do colagénio dérmico de ovinos com BDDGE também resultou numa diminuição do teor de grupos amino livres (Zeeman *et al.*, 1999). Todos os agentes de reticulação ligaram os aminoácidos livres em comparação com os tecidos não reticulados. A reticulação iniciada pelo AG ocorre por reação dos grupos aldeído do AG com dois grupos a-amina do colagénio de resíduos de lisina ou hidroxilisina. Na reticulação, foram utilizados dois grupos amina (NH3) em cada reticulação de amina primária induzida por AG (Olde Damink *et al.*, 1995). Em cada reticulação foi utilizado apenas um grupo amino, pelo que os aminoácidos livres estavam disponíveis em maior número em comparação com o grupo GA, mas em menor número do que o grupo EDC. A ligação cruzada entre os aminoácidos sem incorporação pelo EDC revelou que a concentração de aminoácidos livres era ligeiramente superior à do GA.

No presente estudo, a análise do grupo de aminoácidos livres indicou que a GA tem a maior capacidade de reticular fibrilhas de colagénio insolúveis. Lastowka *et al.* (2005) referiram que a reticulação induzida por AG resultou no menor número de aminas livres. No presente estudo, a matriz intestinal acelular e a bexiga natatória reticuladas com AG e EDC apresentaram uma concentração de grupos de aminoácidos livres significativamente (P<0,05) inferior à da matriz acelular (controlo) nos intervalos de reticulação de 12, 24, 48 e 72 horas. Purohit (2008) também registou uma diminuição significativa da concentração de grupos de aminoácidos livres com o aumento dos intervalos de tempo de reticulação na derme acelular de origem de coelho.

Índice de fixação

A taxa de fixação dos tecidos pode ser determinada através da monitorização da alteração dos teores de grupos amino livres, da temperatura de desnaturação e dos teores de humidade dos tecidos fixados (Sung *et al.*, 2000). O índice de fixação é utilizado para estimar a percentagem de grupos amino no tecido que reagiram com o agente reticulante. Um índice de fixação mais elevado implica um nível mais baixo de grupos amino livres deixados no tecido fixado. O índice de fixação no presente estudo foi maior no grupo GA do que no grupo EDC em amostras de tecido reticulado às 72 horas. A taxa de fixação do glutaraldeído foi mais rápida do que a da fixação do epóxido. Sung *et al.* (1996) registaram um aumento significativo do índice de fixação das artérias porcinas fixadas com epóxi e com AG. No presente estudo, observou-se um índice de fixação mais elevado na matriz dérmica acelular e na bexiga natatória reticuladas com AG durante 72 horas, o que indica menos grupos amino livres no tecido reticulado.

Teor de hidroxiprolina livre

Em situações clínicas, tais como a reparação de tecidos e a cicatrização de feridas, a produção excessiva e a deposição de colagénio são necessárias para curar os tecidos danificados. 4- A hidroxiprolina é um aminoácido específico do colagénio e é amplamente utilizada como fator de estimativa do teor de colagénio em amostras biológicas. A hidroxiprolina está exclusivamente confinada ao colagénio, onde está presente na posição Y do tripeptídeo repetitivo Gly-X-Y (Nemethy e Scheraga, 1986). Devido à sua distribuição restrita e única no colagénio dos tecidos, o metabolismo do colagénio e a sua regulação são convenientemente estudados através da medição do teor de hidroxiprolina. A análise dos teores de hidroxiprolina livre indica indiretamente o grau de reticulação. No presente estudo, os teores de hidroxiprolina livre do intestino delgado nativo e da bexiga natatória foram significativamente (P<0,05) mais elevados quando comparados com os tecidos reticulados com GA e EDC em todos os intervalos de reticulação. Walter *et al.* (2008) registaram uma diminuição significativa (P<0,05) do conteúdo de hidroxiprolina livre na matriz de dentina radicular humana tratada com o agente de reticulação glutaraldeído.

Teor de humidade

No presente estudo, os teores de humidade foram significativamente (P<0,05) mais elevados nos tecidos acelulares não reticulados quando comparados com os tecidos reticulados. A matriz dérmica acelular e a bexiga natatória de peixe reticuladas com GA e EDC apresentaram teores de humidade significativamente (P<0,05) inferiores aos da matriz dérmica acelular não reticulada (controlo). Esses resultados estavam de acordo com as observações de Vineet Kumar *et al.* (2015). Isto pode dever-se à contração do tecido durante a fixação, o que reduz o volume livre no tecido e, por conseguinte, expulsa algumas moléculas de água do tecido fixado. A derme acelular reticulada com GA revelou teores de humidade mais baixos, o que indica que a fixação com aldeídos provoca uma maior contração do tecido em comparação com outros grupos, expulsando mais moléculas de água do tecido fixado.A desnaturação do colagénio levou a um aumento do inchaço através da conversão da estrutura de tripla hélice do colagénio numa conformação de bobina aleatória, devido ao aumento da acessibilidade das cadeias peptídicas do colagénio à hidratação (Wright e Weiderhorn, 1951). O aumento das ligações cruzadas do colagénio provoca uma diminuição do comprimento da cadeia peptídica entre as ligações cruzadas, resultando numa diminuição do inchaço das amostras (desnaturadas) quando a densidade das ligações cruzadas aumenta. Kato e Silver, (1990) realizaram estudos sobre a percentagem de humidade do tecido e observaram que a reticulação reduz a percentagem de humidade de equilíbrio das matrizes colagénicas. Choi *et al.* (1999) referiram que as esponjas altamente reticuladas com EDC apresentavam uma menor absorção de água. Leach *et al.* (2005) observaram que o rácio de intumescimento da reticulação neutra de etapa única com éter diglicidílico de etilenoglicol era superior ao dos procedimentos alcalinos de etapa única ou alcalinos de etapa dupla. Sung *et al.* (2000) referiram que os teores de humidade dos tecidos reticulados com glutaraldeído eram significativamente inferiores aos dos tecidos frescos.

Análise do peso molecular

Quando a proteína é reticulada no enxerto acelular, atrasa a degradação do tecido transplantado, proporcionando assim tempo suficiente para que o organismo hospedeiro substitua o tecido danificado. Os tecidos da derme e da bexiga natatória tratados com GA e EDC apresentaram menos quantidades de proteínas de baixo peso molecular, o que indica uma reticulação eficiente. Este facto foi evidenciado pela ausência de bandas específicas no gel SDS-PAGE. Por conseguinte, a capacidade máxima de reticulação dos tecidos foi observada com GA. Lastowka *et al.* (2005) referiram que 0,5% de GA era suficiente para provocar a reticulação de proteínas. Os EDC têm uma capacidade quase igual de reticulação dos tecidos. **Coloração com DAPI**

A eficiência da descelularização também pode ser avaliada utilizando histologia e coloração fluorescente DAPI (*4, 6-diamidino-2-phenylindole 2Hcl*). Os núcleos emitem uma fluorescência azul fria. No presente estudo, as amostras descelularizadas mostraram uma remoção quase completa dos componentes nucleares nas matrizes da derme e da bexiga natatória dos peixes. Ao revisar a descelularização, Crapo *et al.* (2011) também propuseram alguns critérios para uma descelularização satisfatória, um deles foi a ausência de material nuclear visível em secções de tecido coradas com 4,6-diamidino-2-fenilindol ou hematoxilina e eosina (H&E). Hellstrom *et al.* (2014) descelularizaram o útero inteiro por perfusão com triton X-100/dimetilsulfóxido/H2O e desoxicolato de sódio/dH2O para experiências de engenharia de tecidos do útero no rato. A coloração com DAPI mostrou uma remoção substancial do DNA.

Microscopia eletrónica de varrimento

A microscopia eletrónica de varrimento da derme nativa e da bexiga natatória de peixes assemelhava-se a uma configuração de espuma com fibroplasia sobre as fibras de colagénio. Foram observados corpos globulares no interior dos feixes de fibras de colagénio da lâmina basal. No entanto, a derme descelularizada e a matriz da bexiga natatória dos peixes apresentavam uma estrutura fibrilar orientada aleatoriamente com grandes poros interligados e as células estavam ausentes. Cingiu *et al.* (2004) também observaram corpos globulares no interior dos feixes de fibras de colagénio da lâmina basal da bexiga urinária nativa. O tecido da vesícula biliar nativa também mostrou fibroplasia sobre as fibras de colagénio. A matriz acelular da vesícula biliar apresentava redes de colagénio, compostas por fibrilas finas num padrão semelhante a uma malha. As fibras de colagénio eram estruturas fibrilares orientadas aleatoriamente com grandes poros interligados e as células estavam ausentes. Jackowiak e Godynicki (2006) também observaram fibras de colagénio orientadas aleatoriamente e dispostas de forma compacta em todas as direcções.

Quantificação do ADN

A eficácia da descelularização pode ser avaliada através de um ensaio bioquímico (ensaio de ADN). A quantidade de dsDNA na derme descelularizada e na bexiga natatória dos peixes foi <4ng por mg de peso seco. Esses valores estão perfeitamente de acordo com os valores relatados na literatura que indicam que a descelularização ideal é alcançada por <50 ng dsDNA por mg de peso seco (Porzionato *et al.*, 2013). Além disso, na literatura, o ADN residual é geralmente considerado como não preocupante se consistir em fragmentos com menos de 300 pb de comprimento (Gilbert *et al.*, 2009).

Para que qualquer ECM funcione in vivo, tem de ser adequadamente descelularizada, uma vez que a presença de epítopos da membrana celular e de ADN xenogénico ou alogénico pode resultar numa resposta imunitária adversa após a implantação (Gilbert *et al.*, 2009). É lógico que minimizar a quantidade de ADN estranho presente em qualquer tipo de tecido de enxerto aumentaria provavelmente a probabilidade de uma implantação bem sucedida devido a uma resposta imunitária reduzida. Syed *et al.* (2014) verificaram que ambos os métodos de perfusão com base em detergente produziram SIS com ADN inferior a 50 ng de dsDNA por mg de ECM (peso seco). O nível de ADN presente nos protocolos baseados em detergente pode ser visto a diminuir de forma constante ao longo do tempo, o que mostra, sem dúvida, que o tempo é um componente vital do processo de descelularização. Oliveira *et al.* (2013) observaram que o SDS e o Triton X-100 têm a capacidade de descelularizar o SIS individualmente para níveis abaixo de 50 ng de dsDNA por mg usando concentrações tão baixas quanto 0,1% durante um período de 24 h sob agitação. Pati *et al.* (2014) decelularam com sucesso o tecido adiposo (adECM), cartilaginoso (cdECM) e cardíaco (hdECM) após a colheita com uma combinação de processos físicos, químicos e enzimáticos. O método de descelularização foi considerado ótimo para remover o conteúdo celular com 98% de redução e apenas 39±15, 11±1 e 6,7±1,2 ng de ADN por mg de tecido remanescente no dECM de tecido adiposo, cartilagíneo e cardíaco, respetivamente. Zhao *et al.* (2015) descelularizaram a bexiga urinária por Triton-X-100 e cloreto de amónio e o conteúdo de ADN do enxerto de matriz acelular da bexiga (BAMG) foi de 0,027±0,0008 µg/mg em comparação com a bexiga nativa em que o conteúdo de ADN foi de 2,638±0,313 µg/mg de tecido. Leonhauser *et al.* (2017) opinaram que restos de DNA estranho nos tecidos descelularizados podem induzir resposta imune.

CAPÍTULO VI

RESUMO E CONCLUSÃO

O presente estudo foi efectuado em duas fases. Na fase I, a pele de búfalo foi desepitelizada. Depois disso, a derme e a bexiga natatória do peixe foram descelularizadas utilizando uma solução a 10% de tratamento de extrato de noz de sabão com agitação contínua num agitador magnético.

O exame macroscópico dos scaffolds desepitelizados revelou a separação da epiderme num intervalo de 24 horas em pedaços partidos em alguns locais. No entanto, não houve separação da epiderme numa única camada. Foi difícil remover a epiderme numa única camada mesmo após 48 h. No entanto, observou-se uma desepitelização completa em pedaços neste intervalo de tempo. A observação grosseira dos protocolos de desepitelização mostrou a falha na separação da epiderme numa única camada. O exame microscópico das estruturas desepitelizadas com um intervalo de 12 horas mostrou uma desepitelização ligeira com uma coloração contínua menos intensa da membrana basal, um número moderado de células presentes na derme e fibras de colagénio ligeiramente soltas. Às 24 horas, a desepitelização era moderada com coloração contínua menos intensa da membrana basal, um número moderado de células na derme e fibras de colagénio ligeiramente soltas. Às 48 horas, verificou-se uma desepitelização completa com coloração descontínua e irregular da membrana basal, um número moderado de células na derme e fibras de colagénio moderadamente soltas.

Foi efectuado um exame macroscópico dos suportes em diferentes intervalos de tempo. A derme tinha uma consistência ligeiramente macia e era ligeiramente amarelada do que o tecido nativo até às 12 horas. Às 30 horas, as amostras estavam ligeiramente inchadas. A partir daí, a consistência da amostra era mais ou menos semelhante à das amostras de 48 horas e alterou-se ligeiramente até ao intervalo de 72 horas. Às 12h, o tecido da bexiga natatória tratado com uma solução a 10% de extrato de noz de sabão tinha uma consistência macia e esponjosa e era ligeiramente amarelado do que o tecido nativo. Às 30 horas, as amostras estavam ligeiramente inchadas e começaram a dissolver-se na solução. As amostras foram completamente dissolvidas na solução entre 60 e 72 horas de intervalo.

Os resultados microscópicos dos scaffolds dérmicos recolhidos a 12 e 18h de intervalo, mostraram uma diminuição de 70 a 80% no conteúdo celular. As fibras de colagénio eram ligeiramente espessas e soltas. Às 72 horas, os scaffolds estavam completamente acelulares com fibras de colagénio ligeiramente espessas e ligeiramente soltas e não se observaram detritos entre as fibras de colagénio. Os resultados microscópicos da bexiga natatória aos 12 e 18h de intervalo mostraram uma diminuição de 80 a 90% do conteúdo celular. Às 30 horas, sob agitação constante, registou-se uma perda total de celularidade. As túnicas externa e interna estavam completamente acelulares. Às 48h, as fibras de colagénio estavam dispostas de forma mais solta do que o tecido nativo.

A reticulação da matriz dérmica acelular e da bexiga natatória de peixe foi efectuada colocando as amostras de tecido de $1\times1cm^2$ em 30 ml de solução de agentes de reticulação, *nomeadamente* GA e EDC, separadamente, durante 12, 24, 48 e 72 horas à temperatura ambiente. A biocompatibilidade *in-vitro* destes suportes foi determinada

Foram efectuadas observações grosseiras da matriz dérmica acelular reticulada e da bexiga natatória de peixe. Todos os biomateriais acelulares (matriz dérmica acelular e bexiga natatória de peixe) tratados com 0,6% de GA apresentaram uma coloração amarelada clara em comparação com os tecidos reticulados com EDC a 1%. Estes biomateriais apresentavam uma consistência ligeiramente inchada e dura, em comparação com os biomateriais não reticulados. Além disso, os biomateriais tratados com GA eram mais rígidos em comparação com o tecido nativo e os biomateriais tratados com EDC. Os biomateriais tratados com EDC eram de cor branca e de consistência macia.

A matriz acelular, antes e depois da reticulação, foi submetida a testes de degradação não enzimática *in-vitro*. Espécimes previamente pesados foram imersos durante 1, 3, 5 e 7 dias a 37^0 C em solução salina isotónica contendo 0,1% de azida de sódio (NaN_3). Observou-se que, com o aumento do intervalo de tempo de digestão da matriz dérmica acelular e da matriz dérmica acelular reticulada, a perda de peso também aumentou. A redução de peso no dia 1 foi significativamente (P<0,05) inferior à redução de peso nos dias 3, 5 e 7 do intervalo de digestão do tecido acelular (controlo). No intervalo de digestão do dia 3, a perda de peso foi significativamente (P<0,05) menor do que a perda de peso nos dias 5 e 7 e significativamente (P<0,05) maior do que a perda de peso no dia 1. No intervalo de digestão do dia 5, a perda de peso foi significativamente (P<0,05) inferior à perda de peso no dia 7 e significativamente (P<0,05) superior à perda de peso nos dias 1 e 3. No intervalo de digestão do dia 7, a perda de peso foi significativamente (P<0,05) maior do que a perda de peso nos dias 1, 3 e 5. A mesma tendência de aumento ou diminuição da perda de peso foi encontrada entre os intervalos de tempo de reticulação dos tecidos reticulados. A perda de peso foi significativamente (P<0,05) reduzida nos tecidos reticulados da bexiga natatória em diferentes intervalos de digestão. A perda de peso aumentou com o aumento do intervalo de tempo de digestão nos tecidos acelulares e reticulados. A redução de peso no dia 1 do intervalo de digestão foi significativamente (P<0,05) inferior à redução de peso nos dias 3, 5 e 7 do intervalo de digestão no tecido acelular. No intervalo de digestão do dia 3, a perda de peso foi significativamente (P<0,05) inferior à perda de peso nos dias 5 e 7, e significativamente (P<0,05) superior à perda de peso no dia 1. No intervalo de digestão do dia 5, a perda de peso foi significativamente (P<0,05) menor do que a perda de peso no dia 7 e significativamente (P<0,05) maior do que a perda de peso nos dias 1 e 3. No intervalo de digestão do dia 7, a perda de peso foi significativamente (P<0,05) maior do que a perda de peso nos dias 1, 3 e 5. A mesma tendência de aumento ou diminuição da perda de peso foi encontrada entre os intervalos de tempo de reticulação dos tecidos reticulados.

O comportamento de degradação em função do grau de reticulação foi investigado após a reticulação com diferentes agentes químicos durante 12, 24, 48 e 72 horas. As taxas de perda de peso (percentagem) dos biomateriais foram indicativas da degradação dos tecidos. Observou-se um aumento da perda de peso com o aumento do intervalo de tempo de digestão no grupo de derme reticulada, bem como no grupo de derme acelular. A redução de peso nos intervalos de digestão de 12h, 24h e 48h foi significativamente (P<0,05) inferior à redução de peso no intervalo de digestão de 72h no tecido acelular. A perda de peso diminuiu significativamente (P<0,05) em todos os tecidos tratados com GA quando comparada com a perda de peso na derme acelular em diferentes intervalos de tempo de digestão. A redução de peso no grupo da bexiga natatória nos intervalos de digestão de 12h, 24h e 48h foi significativamente (P<0,05) inferior à redução de peso no intervalo de digestão de 72h nos tecidos reticulados com AG durante 12h, 48h e 72h. A redução de peso no intervalo de digestão de 12h e 24h foi significativamente (P<0,05) menor do que a redução de peso no intervalo de digestão de 48h e 72h nos tecidos reticulados com GA por 24h. Também foi observada uma tendência semelhante noutros grupos reticulados. A redução de peso da bexiga natatória acelular não reticulada e reticulada nos intervalos de digestão de 12h, 24h e 48h foi significativamente (P<0,05) inferior à redução de peso nos intervalos de digestão de 72h no tecido acelular. A perda de peso aumentou significativamente (P<0,05) em todos os tecidos tratados com GA e EDC, bem como no tecido acelular, com o aumento dos intervalos de tempo.

A concentração de proteína livre da matriz dérmica acelular não reticulada foi significativamente (P<0,05) mais elevada do que a dos tecidos reticulados em diferentes intervalos de tempo de reticulação. Nos tecidos reticulados com GA e EDC, a concentração de proteína livre variou significativamente (P<0,05) dentro do grupo em vários intervalos de reticulação. Entre os tecidos reticulados, a concentração de proteínas livres foi mais elevada nos tecidos reticulados com EDC durante 12 horas, ao passo que foi mais baixa nos tecidos reticulados com GA durante 72 horas. A concentração de proteínas livres da bexiga natatória acelular não reticulada foi significativamente (P<0,05) superior à dos tecidos reticulados em diferentes intervalos de tempo de reticulação. Nos tecidos reticulados com GA e EDC, a concentração de proteínas livres variou significativamente (P<0,05) dentro do grupo em vários intervalos de reticulação. Entre os tecidos reticulados, a concentração de proteínas livres foi mais elevada nos tecidos reticulados com EDC durante 12 horas, ao passo que foi mais baixa nos tecidos reticulados com GA durante 72 horas.

A concentração do grupo de aminoácidos livres da derme acelular não reticulada foi significativamente (P<0,05) mais elevada quando comparada com os tecidos reticulados. A matriz dérmica acelular reticulada com GA e EDC apresentou concentrações de grupos de aminoácidos livres significativamente (P<0,05) mais baixas do que a matriz dérmica acelular não reticulada em vários intervalos de reticulação. Nos tecidos reticulados com GA e EDC, a concentração do grupo amino livre foi significativamente diferente (P<0,05) dentro do grupo em vários intervalos de reticulação. Entre os tecidos reticulados, a concentração do grupo amino livre foi mínima nos tecidos reticulados com GA durante 72 horas e máxima nos tecidos reticulados com EDC durante 12 horas. As concentrações de grupos de aminoácidos livres da bexiga natatória acelular não reticulada foram significativamente (P<0,05) mais elevadas quando comparadas com as dos tecidos reticulados. Nos tecidos reticulados com GA e EDC, a concentração do grupo de aminoácidos livres nos intervalos de reticulação de 48h e

72h foi significativamente (P<0,05) menor do que a concentração do grupo de aminoácidos livres nos intervalos de reticulação de 12h e 24h. Entre os tecidos reticulados, a concentração do grupo amino livre foi mínima nos tecidos reticulados com GA durante 72 horas e máxima nos tecidos reticulados com EDC durante 12 horas.

Os valores do índice de fixação na derme acelular reticulada com GA e EDC foram significativamente diferentes (P<0,05) dentro do grupo em vários intervalos de reticulação. O índice de fixação foi mais baixo nos tecidos reticulados com EDC durante 12 horas e mais alto nos tecidos reticulados com GA durante 72 horas. Na bexiga natatória acelular reticulada com GA e EDC, o índice de fixação nos intervalos de reticulação de 12 e 24 horas foi significativamente (P<0,05) menor do que nos intervalos de reticulação de 48 e 72 horas. O índice de fixação foi mais baixo nos tecidos reticulados com EDC durante 12 horas e mais alto nos tecidos reticulados com GA durante 72 horas.

O conteúdo de hidroxiprolina livre da derme nativa e da matriz dérmica acelular foi significativamente (P<0,05) mais elevado quando comparado com a matriz dérmica acelular reticulada. Os teores de hidroxiprolina livre da bexiga natatória nativa e da bexiga natatória acelular foram significativamente (P<0,05) mais elevados quando comparados com os tecidos reticulados.

Os teores de humidade foram significativamente (P<0,05) mais elevados nos tecidos acelulares não reticulados quando comparados com os tecidos reticulados. A matriz dérmica acelular reticulada com GA e EDC apresentou teores de humidade significativamente (P<0,05) mais baixos do que a matriz dérmica acelular não reticulada. Nos tecidos reticulados com GA, os teores de humidade a intervalos de reticulação de 72 horas foram significativamente inferiores (P<0,05) aos teores de humidade a intervalos de reticulação de 12, 24 e 48 horas. Nos tecidos reticulados com EDC, o teor de humidade nos intervalos de reticulação de 24 e 48 horas foi significativamente (P<0,05) inferior ao teor de humidade no intervalo de reticulação de 12 horas e significativamente (P<0,05) superior ao teor de humidade no intervalo de reticulação de 72 horas. Na bexiga natatória reticulada com GA, o teor de humidade no intervalo de reticulação de 72h foi significativamente (P<0,05) inferior ao teor de humidade nos intervalos de reticulação de 12h e 24h. Nos tecidos reticulados com EDC, o teor de humidade aos intervalos de reticulação de 24h, 48h e 72h foi significativamente (P<0,05) inferior ao dos tecidos reticulados aos intervalos de reticulação de 12h.

Foi efectuada uma análise SDS-PAGE para determinar a capacidade de reticulação dos diferentes produtos químicos. A reticulação resultou na formação de proteínas de elevado peso molecular, que foi determinada pela expressão de bandas proteicas. No gel de resolução SDS, as bandas de colagénio apresentaram um peso molecular de cerca de 40, 70, 100, 120 e 150 kDa. As moléculas de colagénio nativo permaneceram no gel de empilhamento. Após o processo de descelularização, a proteína solúvel diminuiu, tal como revelado na SDS-PAGE da matriz dérmica acelular (linha 2). O padrão da banda proteica do colagénio na matriz dérmica acelular em SDS-PAGE não mostrou qualquer banda proteica elevada. A matriz dérmica acelular tratada com GA não apresentou qualquer padrão de banda proteica mais elevado no gel SDS-PAGE. A matriz dérmica acelular reticulada com GA não apresentou qualquer padrão de bandas no gel SDS-PAGE. Os tecidos tratados com EDC produziram uma ligação cruzada caraterística das proteínas. Por conseguinte, toda a matriz dérmica acelular tratada com EDC não apresentou qualquer padrão de bandas no gel SDS-PAGE.

O padrão típico de colagénio da bexiga natatória nativa está representado na bexiga natatória nativa (pista 1). No gel de resolução SDS, as bandas de colagénio apresentaram um peso molecular de cerca de 60 e 120 kDa. As moléculas de colagénio nativo permaneceram no gel de empilhamento. Após o processo de descelularização, a proteína solúvel diminuiu, como revelado na SDS-PAGE da matriz da bexiga natatória acelular não reticulada. Todas as matrizes de bexiga natatória acelular tratadas com GA não mostraram qualquer padrão de banda no gel SDS-PAGE. Todas as matrizes de bexiga natatória acelulares tratadas com EDC não apresentaram qualquer padrão de bandas no gel SDS-PAGE.

A coloração DAPI da derme nativa e da bexiga natatória de peixe mostrou uma fluorescência azul fria que representa o ADN nuclear. As amostras descelularizadas de derme e bexiga natatória de peixe não mostraram quaisquer componentes nucleares...

A microscopia eletrónica de varrimento da derme descelularizada e da bexiga natatória dos peixes mostrou uma estrutura fibrilar orientada aleatoriamente com grandes poros interligados e ausência de células.

As amostras de tecido para quantificação do ADN foram retiradas da derme nativa e descelularizada e da bexiga natatória dos peixes. A avaliação quantitativa do ADN nos tecidos descelularizados por espetrofotometria demonstrou uma redução significativa do conteúdo de ADN.

Com base nos resultados do presente estudo, foram tiradas as seguintes conclusões.

1. O extrato de pericarpo de noz-sabão (10%) para tornar os biomateriais acelulares foi considerado adequado, uma vez que a acelularidade completa do tecido dérmico e da bexiga natatória de peixe foi obtida às 72h e 30h, respetivamente.

2. Os enxertos de matriz acelular tratados com GA mostraram menos degradação com tratamento não enzimático e enzimático.

3. As amostras reticuladas acelulares podem ser utilizadas sem a utilização de agentes antibióticos ou antifúngicos tópicos, uma vez que a soapnut inclui as propriedades antimicrobianas e fungicidas.

CAPÍTULO VII

BIBILIOGRAFIA

Anderson, J. M. (1988). Resposta inflamatória a implantes. *Trans. Aam. Soc. Artif. Intern. Organs,* **34:** 101-107.

Badylak, S. F e Gilbert, T. W. (2008). Resposta imunitária a materiais de suporte biológicos. *Semin. Immunol.,* **20(2):** 109-116.

Badylak, S. F., Freytes, D. O. e Gilbert, T. W. (2009). Matriz extracelular como um material de andaime biológico: Structure and function. *Ata Biomaterialia, 5:* 113.

Bianchi, M. E. (2007). DAMPs, PAMPs e alarmins: tudo o que precisamos de saber sobre o perigo. *J. Leukoc. Biol., 81:* 1-5.

Brown-Etris, M. R. N., Cutshall, W. D. e Hiles, M. C. (2002). Um novo biomaterial derivado da submucosa do intestino delgado e desenvolvido num dispositivo de matriz de ferida. *Wounds,14(4):* 150-166.

Chai, J. K., Liang, L. M., Yang, H. M., Feng, R., Yin, H. N., Li, F. Y. e Sheng Z. Y. (2007). Preparação de matriz dérmica acelular porcina com microporos a laser para enxerto de pele: um estudo experimental. *Burns 33:* 719-25.

Chakrabarty, K. H., Dawson, R. A., Harris, P., Layton, C., Babu, M., Gould, L., Phillips, J., Leigh, I., Green, C., Freedlander, E., e MacNeil, S. (1999). Desenvolvimento de compósitos dermo-epidérmicos humanos autólogos baseados em aloderme humana esterilizada para uso clínico. *British J Dermato141*: 811-823.

Chen, R. N., Ho, H. O., Tsai, Y. T. e Shen, M. T. (2004). Desenvolvimento do processo de uma matriz dérmica acelular (ADM) para aplicação biomédica. *Biomaterials 25*: 2679-2686.

Choi, H., Lee, M., Kim, M. e Kim, C. (1999). Efeito dos aditivos nas propriedades físico-químicas das bases de supositórios líquidos. *Int. J. Pharm., 190:* 13-19.

Cingiu, T., Radice, R., Raspanti, M. e Reguzzoni, M. (2004). A estrutura 3D da mucosa da bexiga urinária humana. Um estudo de microscopia eletrónica de varrimento. J. Submicrosc. *Cytol. Pathol.,* **36(1):** 45-53.

Clark, K. M., Lantz, G. C. e Salisbury, S. K. (1996). Submucosa intestinal e malha de polipropileno para reparação da parede abdominal em cães. *J. Surg. Res.,* **60:** 107114.

Clark, R. A. F., Ghosh, K. e Tonnesen, M. G. (2007). Tissue Engineering for Cutaneous Wounds (Engenharia de Tecidos para Feridas Cutâneas). *Journal of Investigative Dermatology,* **127:** 1018-1029.

Coito, A. J. e Kupiec-Weglinsky, J. W. (1996). Proteína da matriz extracelular por standers ou participantes activos na cascata de rejeição do aloenxerto? *Ann Transplant* **1:** 14-18.

Connolly, J. M., Alferiev, I., Clark-Gruel, J. N., Eidelman, N., Sacks M., Palmatory, E., Kronsteiner, A., De Felice, S., Xu. J., Ohri, R., Narula, N., Vyavahare, N. e Levy, R. J. (2005). A reticulação com triglicidilamina das cúspides da válvula aórtica porcina ou do pricárdio bovino resulta numa melhor biocompatibilidade, biomecânica e resistência à calcificação. *Am. J. Path.,* **166:** 1-13.

Courtman, D. W. e Wilson, G. J. (1999). Desenvolvimento de um xenoenxerto vascular de matriz acelular: Modificação da resposta imunitária *in vivo* em ratos. *Actas da 25ª Reunião Anual da Sociedade de Biomateriais.* pp. 20.

Courtman, D.W., Errett, B.F. e Wilson, G.J. (2001). O papel da reticulação na modificação da resposta imunitária provocada contra matrizes acelulares vasculares xenogénicas. *Journal of Biomedical Materials Research,* **55:** 576-586.

Courtman, D.W., Pereira, C.A., Kashef, V., McComb, D., Lee, J.M. e Wilson, G.J. (1994). Desenvolvimento de um biomaterial de matriz acelular pericárdica: efeitos bioquímicos e mecânicos da extração de células. *Journal of Biomedical Materials Research,* **28:** 655-666.

Crapo, P.M., Gilbert, T.W. e Badylak, S.F. (2011). Uma visão geral dos processos de descelularização de tecidos e órgãos inteiros. *Biomaterials,* **32:** 3233-3243.

Dahl, S.L., Koh, J., Prabhakar, V. e Niklason, L.E. (2003). Decellularized native and engineered arterial scaffolds for transplantation. *Cell Transplant,* **12:** 659666.

Doty, P. e Nishihara, T. (1958): As propriedades moleculares e a estabilidade térmica de ollagens solúveis. *In: Recent Advances in Gelatin and Glue Research* (ed. G. Stainsby), pp.92-98.

Du, M., Huang, S., Zhang, J., Wang, J., Hu, L. e Jiang J. (2014). Isolamento de saponinas totais de *Sapindus mukorossi* Gaerth.*Open J. Forestry*, **4(1):** 24-27.

Erdag, G. e Sheridan, R.L. (2004). Os fibroblastos melhoram o desempenho de substitutos de pele compósita cultivados em ratos atímicos. *Burns*, **30 (4):** 322-328.

Fang, C. H., Robb, E. C., Yu, G. S., Alexander, J. W. e Wadden, G. D. (1990). Observações sobre a estabilidade e a contração de enxertos de pele compostos: Xenoderme ou aloderme com um onlay de isoenxerto. *J. Burn Care Rehabil.,* **11**: 538.

Fernandes, R. M. T., Couto Neto, R. G., Paschoal, C. W. B., Rohling, J. H. e Bezerra, C. W. B. (2008). Filmes de colagénio de bexigas natatórias: Método de preparação e propriedades. *Colloids and Surfaces B: Biointerfaces,* **62:** 17-21.

Francis, G., Kerem. Z., Makkar. H., Becker, K. (2002). A ação biológica das saponinas em sistemas animais: uma revisão, *British J.Nutr.,* **88:**587-605.

FRPS. Comité Editorial da Flora of China da Academia Chinesa de Ciências (1998). *Flora da China*. Beijing: Beijing Science Press.

Gangwar A. K., Naveen Kumar, Devi K. S., Kumar, V. e Singh, R. (2015). Os fibroblastos primários de embrião de galinha semeados com matriz dérmica acelular (3-D ADM) melhoram a regeneração de feridas cutâneas de espessura total em ratos. *Tissue and Cell*, **47**: 311-322. (http://dx.doi.org/10.1016/j.tice.2015.04.002).

Gangwar, A. K., Sharma, A. K., Kumar, N., Kumar, N., Maiti, S. K., Gupta, O. P., Goswami, T. K. e Singh, R. (2006). Acellular dermal graft for repair of abdominal wall defects in rabbits (Enxerto dérmico acelular para reparação de defeitos da parede abdominal em coelhos). *J. South Afr. Vet. Assoc.,* **77:** 79-85.

Ghagi, R.K., Satpute S. K., Chopade B. A. e Banpurkar, A. G. (2011). Estudo das propriedades funcionais de Sapindus mukorossi como um potencial bio-surfactante.

Jornal Indiano de Ciência e Tecnologia, **4 (5):** 530-533.

Gilbert, T. W., Sellaroa, T. L. e Badylak, S. F. (2006). Decellularization of tissues andorgans (Descelularização de tecidos e órgãos). *Biomaterials,* **27:** 3675-3683.

Gilbert, T.W., Freund, J.M. e Badylak, S.F. (2009).Quantificação de ADN em materiais de andaimes biológicos. *J. Surg. Res.,* **152**:135-9.

Goldstein, S., Black, K., Clarke, D., Orton, E. C. e O'Brien, M. F. (1999). Inflammatory responses to uncross-linked xenogeneic heart valve matrix. *Simpósio Mundial sobre Doenças das Válvulas Cardíacas, Londres, Inglaterra, pp.* 205.

Gomez, J. H., Schumacher, J. e Lauten, S. D. (2004). Efeitos de 3 pensos biológicos na cicatrização de feridas cutâneas nos membros de cavalos. *Can. J. Vet. Res.,* **68:** 49-55.

Goodrich, L. R., Moll, H. D. e Crisman, M. V. (2000). Comparação de âmnio equino e um material de curativo não aderente para enfaixar feridas enxertadas em pôneis. *Am. J. Vet.Res.,* **61:** 326-329.

Gorharn, S. D. (1991). Collagen: *Biomaterials.*Byrom, D. (ed.), Macmilan Pub. Ltd., Londres, *pp.* **56-122.**

Goyal, S., Kumar, D., Menaria, G. e Singla, S. (2014). Plantas medicinais do gênero sapindus (sapindaceae) - uma revisão de sua botânica, fitoquímica, atividade biológica e usos tradicionais. *Jornal de Entrega de Medicamentos e Terapêutica,* **4(5):** 7-20.

Grauss, R.W., Hazekamp, M.G., Oppenhuizen, F., Van Munsteren, C.J., Giltenberger-de Groot, A.C. e De Ruiter, M.C. (2005). Histological evaluation of decellularized porcine aortic valves: matrix changes due to different decellularization methods. *Eur. J. Cardiothorac. Surg.,* **27:** 566-571.

Grossman, S. e Bergman, M. (1992). Processo para a produção de gelatina a partir de peles de peixe. *Patente US* 5,093,474.

Hellstrom, M., El-Akouri, R.R., Sihlbom, C., Olsson, B.M., Lengqvist, J. e Backdahl, H. (2014). Rumo ao desenvolvimento de um útero de bioengenharia: comparação de diferentes protocolos para a descelularização do útero de rato. *Ata Biomater,* **10:** 5034-5042.

Huang, H. C., Wu, M. D. e Tsai, W. J. (2008). *Triterpenoidsapo-nins* dos frutos e galhas de *Sapindus mukorossi. Phytochemistry,* **69**:1609-1616.

Huang, H.C., Tsai, W.J., Liaw, C.C., Wu, S.H., Wu, Y.C. e Kuo, Y.H. (2007). Anti-agregação plaquetária de Triterpenesaponinas das galhas de *Sapindusmukorossi. Boletim Químico e Farmacêutico,* **55(9):** 14121415.

Huang, H.C., Tsai, W.J., Morris-Natschke, S.L., Tokuda, H., Lee, K.H., Wu, Y.C. e Kuo, Y.H. (2006). Sapinmusaponins F-J, saponinas bioactivas do tipo tirucallane das galhas de *Sapindusmukorossi. Journal of Natural Products,* **69(5):** 763-767.

Huang-Lee, L.L., Cheung, D.T., Nimni, M.E. (1990). Alterações bioquímicas e citotoxicidade associadas à degradação de ligações cruzadas poliméricas derivadas do glutaraldeído. *Journal of Biomedical Material Research,* **24:** 1185-1201.

Ibrahim, M., Khan, A.A., Tiwari, S.K., Habeeb, M.A., Khaja, M.N., Habibullah, C.M. (2006). Atividade antimicrobiana dos extractos de *Sapindus mukorossi* e *Rheum emodi* contra *Helicobacter pylori*: estudos *in vitro* e *in vivo. World J. Gastroenterol,* 12: 7136-42.

Ibrahim, M., NaneKhaja, M., Aara, A., Khan, A.A. e Habeeb, M.A. (2008). Atividade hepatoprotectora dos extractos de Sapindus mukorossi e *Rheum emodi*: Estudos *in vitro* e *in vivo. Jornal Mundial de Gastroenterologia,* **14(16):** 2566-2571.

Jackowiak, H. e Godynicki, S.Z. (2006). Um estudo comparativo de LM e SEM da estrutura das glândulas mucosas da vesícula biliar em duas espécies de canídeos: O cão e o cão-guaxinim chinês. *Folia Morphol.,* **65(2):** 105-110.

Jarman-Smith, M. L., Bodamyali, T., Stevens, C., Howell, J. A., Horrocks, M. e Chaudhuri, J. B. (2004). Reticulação e degradação do colagénio porcino e sua capacidade de adesão e proliferação de fibroblastos. *J. Mater. Sci. Mater. Med.,* **15:** 925-932.

Jaya krishnan, A. e Jameela, S. R. (1996). O glutaraldeído como fixador em biopróteses e matrizes de administração de medicamentos. *Biomaterials* **17:** 471-484.

Jorge-Herrero, E., Fernandez, P., Turnay, J., Olmo, N., Calero, P., Garcia, R., Freile, I. e Castillo-Olivares, J.L. (1999). Influência de diferentes tratamentos de reticulação química nas propriedades do pericárdio bovino e do colagénio. *Biomaterials,* **20:** 539-

545.

Kato, Y. P. e Silver, F. H. (1990). Formação de fibras de colagénio contínuas: Avaliação da biocompatibilidade e das propriedades mecânicas. *Biomaterials,* **11:** 169-175.

Khor, E., Wee, A., Tan, B. L. e Chew, T. Y. (1997). Métodos para o tratamento de tecidos colagénicos para bioprótese. *Biomaterials,* **18(2):** 95-105.

Kimura, S., Zhu, X., Matsui, R., Shijoh, M. e Takamizawa, S. (1988).Characterization of fish muscle type I collagen. *Journal of Food Science,* **23:** 1315-1316.

Kubo, K. e Takagi, T. (1984). As cadeias alfa 1 e alfa 2 do colagénio separam-se na eletroforese em gel de poliacrilamida com dodecil sulfato de sódio devido a diferenças nas capacidades de ligação ao dodecil sulfato de sódio.

Collagen and Related Research, **4:** 201-208.

Kucharz, E. J. (1992). Degradação In: The Collagens. Biochemistry and Pathophysiology. *Springer-Verlag, Alemanha, pp.* **55-67.**

Kumar, V., Devarathnam, J., Gangwar, A.K., Kumar, N., Sharma, A.K., Pawde, A.M. e Singh, H. (2012). Utilização de matriz aórtica acelular para a reconstrução de hérnias abdominais em búfalos. *Registo Veterinário,* **170:** 392.

Kumar, V., Kumar, N., Gangwar, A.K. e Singh H. (2015). Comparação da matriz acelular do intestino delgado (ASIM) e ASIM reticulado com 1-etil-3- (3-dimetilaminopropil) carbodiimida (ASIM-EDC) para reparo de feridas cutâneas de espessura total em coelhos. *Wound Medicine,* 7:24-33.

Kumar, V., Kumar, N., Gangwar, A.K. Singh, H.e Singh R. (2015).Avaliação histológica e imunológica comparativa de 1,4-butanodiol diglicidil éter reticulado versus matriz de bexiga natatória acelular não reticulada para cicatrização de feridas cutâneas de espessura total em coelhos. *J. Surgical Research,* **197:** 436-446.

Kumar, V., Kumar, N., Singh H., Gangwar, A.K. Dewangan, R., Kumar, A. e Rai, R.B. (2013). Avaliação *in vitro* da matriz acelular do intestino delgado bubalino. *Revista Internacional de Bioensaios,* **2 (3):** 581-587.

Laemmli, U. K. (1970). Clivagem de proteínas estruturais durante a montagem da cabeça do bacteriófago T4. *Nature,* **227:** 680-685.

Lascelles, B. D. e White, R. A. (2001). Combinação de enxertos de pedículo omental e retalhos de padrão axial toracodorsal para a reconstrução de feridas crónicas, não healingaxilares, em gatos. *Veteterinary Surgery,* **30:** 380-385.

Lastowka, A., Maffia, G. J. e Brown, E. M. (2005). Comparação da reticulação química, física e enzimática de fibrilas de colagénio bovino tipo I. *Journal of American Leather Chemists Association,* **100:** 196-202.

Leach, J. B., Wolinsky, J. B., Stone, P. J. e Wong J. Y. (2005). Biomateriais de alfaelastina reticulados: Towards a processable elastin mimetic scaffold. *Ata Biomaterialia,* **1:** 155-164.

Lee, J. E., Jong, C. P., Hwang, Y. S., Kim, J. K., Kim, J. G. e Suh, H. (2001). Caracterização de membranas de colagénio densas/porosas irradiadas por UV: Morfologia, degradação enzimática e propriedades mecânicas. *Yonsei. Med. J.,* **42 (2):** 172-179.

Leonhauser, Dorothea, Stollenwerk, Katja, Seifarth, Volker, Isabella, Zraik, Vogt, Michael, M., Pramod, K., Srinivasan, Rene, H., Tolba e Grosse, Joachim, O. (2017). Dois andaimes de colagénio estruturados diferencialmente para potencial aumento da bexiga urinária: estudo de prova de conceito num modelo de minipig de Gottingen. *J. Transl. Med., 15:3***(10.1186/s):** 12967-016-1112-5.

Liang, H.C., Chang, Y., Hsu, C.K., Lee, M.H. e Sung, H.W. (2004). Efeitos do grau de reticulação de um tecido biológico acelular no seu padrão de regeneração de tecidos. *Biomaterials,* **25:** 3541-3552.

Livesey, S. A., del Campo, A. A., Nag, A., Nichols, K. B. e Coleman, C. (1994). Método de processamento e preservação de tecidos à base de colagénio para transplante. Patente US#5,336,616 *Life Cell Corporation pp* 23-24.

Maiti, S. K., Hoque, M., Kumar, N., Kalicharan e Singh, G. R. (2001). Avaliação de uma nova sutura absorvível de tripa de peixe. *Indian Journal of Animal Sciences,* **71(4):** 352-354.

Nam, K., Kimura, T. e Kishida, A. (2007). Preparação e caraterização de géis híbridos de polímeros de fosfolípidos de colagénio reticulados. *Biomateriais,* **1**: 1-8

Nemethy, G. e Scheraga, H. A. (1986). Estabilização de fibrilas de colagénio por hidroxiprolina. *Biochemistry,* **52**: 3184-3188.

Nimni, M. E., Cheung, D., Strates, B., Kodama, M. e Sheikh, K. (1987). Colagénio quimicamente modificado - um biomaterial natural para substituição de tecidos. *J. Biomed. Mater. Res.,* **21**: 741-771.

Olde Damink, L. H. H., Dijkstra, P. J., van Luyn, M. J. A., van Wachem, P. B., Nieuwenhuis, P. e Feijen, J. (1995). O glutaraldeído como agente de reticulação para biomateriais à base de colagénio. *J. Mat. Sc. Mater. Med.,* **6**: 460-472.

Olde Damink, L. H. H., Dijkstra, P. J., van Luyn, M. J. A.,van Wachem, P. B., Nieuwenhuis, P. e Feijen, J. (1996). Cross-linking of dermal sheep collagen using a water-soluble Carbodiimide. *Biomaterials,* **16**: 765-773.

OldeDamink, L.H.H., Dijkstra, P.J., van Luyn, M.J.A., van Wachem, P.B., Nieuwenhuis, P. e Feijen, J. (1996) *In vitro* degradation of dermal sheep collagen cross-linked using a water soluble carbodiimide. *Biomaterials,* **17**: 679-684.

Oliveira, A.C., Garzon, I., Ionescu, A.M., Carriel, V., Cardona, J.de. L. e Gonzalez-Andrades, M. (2013). Avaliação dos métodos de descelularização de enxertos de intestino delgado para engenharia de tecidos da córnea, *PLOS ONE.* **8 (e):** 66538.

Pati, F., Jinah, J., Ha, Dong-Heon, Kim, Sung, Won, Rhie, Jong-Won, Shim, Jin-Hyung, Kim, Deok-Ho e Cho, Dong-Woo. (2014) Impressão de análogos de tecido tridimensional com bioink de matriz extracelular descelularizada. *Nature Communications,* **5(57):** 3935-4935.

Perme, H., Sharma, A. K., Kumar, N., Singh, H., Dewangan, R. e Maiti, S. K. (2009).Avaliação da biocompatibilidade *in-vitro* do pericárdio bovino celular e acelular reticulado. *Trends Biomater. Artif. Organs.,* **23(2):** 66-75.

Piez, K. A. e Gross, J. (1960): A composição de aminoácidos de alguns colagénios de peixe: A relação entre composição e estrutura. *Journal of Biological Chemistry,* **235**: 995-

998.

Ponticiello, M.S., Schinagl, R.M., Kadiyala, S. e Barry, F.P. (2000). Esponja reabsorvível à base de gelatina como matriz de transporte para células estaminais mesenquimais humanas na terapia de regeneração da cartilagem. *Journal of Biomedical Material Research,* **52:** 246-255.

Porzionato, A., Sfriso, M.M., Macchi, V., Rambaldo, A. ,Lago, G., Lancerotto, L., Vindigni, V. e Caro, De, R. (2013). Omento descelularizado como novo andaime biológico para cirurgia reconstrutiva e medicina regenerativa. *European j., 7(43)* : 1-10.

Prasertsung, I., Kanokpanont, S., Bunaprasert, T., Thanakit, V. e Damrongsakkul, S. (2007). Desenvolvimento de derme acelular a partir de pele de suíno utilizando a técnica de pressurização periódica. *J. Biomed. Mater. Res. B Appl. Biomater., 85 B*: 210219.

Purohit, S. (2008). Teste de biocompatibilidade de enxertos dérmicos acelulares num modelo de coelho: um estudo *in-vitro* e *in-vivo*. Tese de doutoramento apresentada a uma universidade reconhecida. Instituto Indiano de Investigação Veterinária, Izatnagar (Utter Pradesh).

Raghow, R. (1994). O papel da matriz extracelular na cicatrização de feridas pós-inflamatórias e na fibrose. *FASEB.,1(8):* 823-831.

Rahman, S.S., Rahman, M.M., Begum, S.A., Rahman Khan, M.M., e Hossain-Bhuiyan, M.M. (2007). Investigação de *extractos de Sapindusmukorossie* para repelência, atividade inseticida e efeito regulador do crescimento das plantas. *Jornal de Ciências Aplicadas e Pesquisa,* **3(2):** 95-101.

Rakhorst, H.A., Sluijs, S.J.P., Tra, W.M.W., Van Neck, J.W., Van Osch, G.J.V.M., Hovins, S.E.R., El Ghalbzouri, A.W. e Hofer, S.O.P. (2006). Os fibroblastos aceleram a cultura em substitutos da mucosa. *Tissue Engineering,* **12:** 23212331.

Reddy, C.K. e Enwemeka, C.S. (1996). Um método simplificado para a análise da hidroxiprolina em tecidos biológicos. *Clinical Biochemistry*, **29(3):** 225-229.

Reing, J.E., Brown, B.N., Daly, K.A., Freund, J.M., Gilbert, T.W., Hsiong, S.X., Huber, A., Kullas, K.E., Tottey, S., Wolf, M.T. e Badylak, S.F. (2010). Os efeitos dos métodos de processamento nas propriedades mecânicas e biológicas dos suportes de matriz extracelular dérmica porcina. *Biomaterials,* **31**: 8626-8633.

Rose, C., Mandal, A. B. e Joseph, K. T. (1998). Caracterização do colagénio da bexiga natatória do peixe-gato (Tachysurus maculates). *Asian Fisheries Science,* **11**: 1-10.

Ruszczak, Z. (2003).Efeito das matrizes de colagénio na cicatrização de feridas dérmicas. *Advance Drug Delivery Reviews* **55**: 1595-1611.

Schallberger, S. P., Stanley, B. J., Hauptman, J. G. e Steficek, B. A. (2008). Effect of porcine small intestinal submucosa on acute full-thickness wounds in dogs. *Veterinary Surgery,* **37:** 515-524.

Schmidt, C. E. e Baier, J. M. (2000). Acellular vascular tissue: natural biomaterials for tissue repair and tissue engineering. *Biomaterials,* **21:** 2215-2231.

Schmitt, F. O., Levine, M. P. L., Drake, M. P., Rubin, A. L., Fahl, D. e Davidson, P. F. (1964): Antigenicity of tropocollagen. *Procedimentos da Academia Nacional de Ciências,* **51:** 493-497.

Seddon, A. M., Curnow, P. e Booth, P. J. (2004). Membrane proteins, lipids and detergents: not just a soap opera. *Biochim Biophys Ata,* **1666:**105-117.

Sesamoto, Y., Alexander, J.W. e Babcock, G. F. (1990). Sobrevivência prolongada de enxertos de pele reconstituídos sem imunossupressão. *J. Burn Care Rehabil.,* **11:** 190-200.

Sharma, A., Sati, S.C., Sati, O.P., Sati. D. e Kothiyal, S.K. (2011). Constituintes químicos e bioactividades do género Sapindus, *Int. J. Res. Ayurveda Pharm.,* **2:** 403-409.

Sih, H. J. e Pastore, J. M. (2004).Dispositivos médicos implantáveis que incluem matriz extracelular isolada. Pedido de patente dos Estados Unidos 20060134079.

Simionescu, A., Simionescu, D. e Deac, R. (1996). Biochemical pathways of tissue degeneration in bioprosthetic cardiac valves (Vias bioquímicas de degeneração tecidual em válvulas cardíacas bioprotéticas). *ASAIO 1(42):* 561-567.

Singer, A. J., e Clark, R. A. (1999). Cutaneous wound healing. *N. Engl. J. Med.,* **341:** 738-746.

Srivastava, A., DeSagun, Jennings, L. J., Sethi, S., Phiangsab, A. e Hanumadass, M. (2001). Utilização de matriz dérmica acelular porcina como substituição dérmica de ratos. *Ann Surg***233**: 400-408.

Srivastava, A., Jennings, L. J., Hanumadass, M., Sethi, S., DeSagun, E., Pavlis, N., Reyes, H. M. e Walter, R. J. (1999). Matriz dérmica xenogénica-acelular como substituto dérmico em ratos. *J. Burn Care Rehabil.*, **20**: 382.

Sung, H. W., Chang, Y., Liang, I. L., Chang, W. H. e Chen, U. C. (2000). Fixação de tecidos biológicos com agentes reticulantes de ocorrência natural: Taxa de fixação e efeitos do pH, temperatura e concentração inicial de fixador. *J. Biomed Mater. Res.*, **52(1):**77-87.

Sung, H. W., Hsu, H. L., Shih, C. C. e Lin   , D. S. (1996). Ligação cruzada características do tecido biológico fixado com compostos epoxídicos monofuncionais ou multifuncionais. *Biomaterials, 17(14)***:1405-1410.**

Swaim, S. F., Gillette, R. L. e Sartin, E. A. (2000). Efeitos de um penso de colagénio hidrolisado na cicatrização de feridas abertas em cães. *Am. J. Vet. Res.*,**61:**1574-1578.

Syed, O., Walters, N.J., Day, R.M., Kim H. e Knowles, J.C. (2014). Avaliação de protocolos de descelularização para a produção de andaimes tubulares da submucosa do intestino delgado para uso na engenharia de tecidos esofágicos. *Ata Biomaterialia,* **10:** 5043-5054.

Takaji, K., Park, E., e Kato, H. (1980). Actividades Anti-inflamatórias de Hederagenina e Saponina Bruta isolada de *Sapindus mukorossi* GAERTN. *Boletim Químico e Farmacêutico,* **28(4):** 1183-1188.

Takami, Y., Matsuda, T., Yoshitake, M., Hanumadass, M. e Walter, R. J. (1996). Matriz dérmica tratada com dispersão/detergente como substituto dérmico. *Burns* **22**: 182.

Takechi, M. e Tanaka, Y. (1990). Relações estrutura-atividade da saponina α-hederina. *Phytochemistry,* **29:** 451-452.

Tanaka O, Tamura Y, Masuda H, Mizutani K. (1996). Application of saponins in food and cosmetics: saponins of *Mohova Yucca* and *Sapindus mukorossi* Gaertn, saponins used in food and agriculture. New York: Plenum Press, Waller GR e Yamasaki K,. p.1-11.

Tedlaouti, F., Gasquet, M., Delmas, F., Timon David, P., Elias, R., Vidal Olliver, E., Crespin, F., e Balansard, G. (1991). Atividade antitripnosomial de algumas saponinas de *Calendula arvensis*, *Hedera helix*, *Sapindus mukorossi*. *Planta Medica,* **57**: A-78.

Tsuzuki, J.K., Svidzinski, T.I.E., Shinobu, C.S., Silva, L.F.A., Rodrignes-Filho, E., Cortex, D.A.G. e Ferreira, I.C.P. (2007). Atividade antifúngica dos extratos e saponinas de *Sapindus saponaria*. *Anais da Academia Brasileira de Ciências,* **79(4)**: 577-583.

Vaz, C. M., De Graaf, L. A., Reis, R. L. e Cunha, A. M. (2003). Comportamento de degradação *in-vitro* de plásticos biodegradáveis de soja: efeitos da reticulação com glioxal e do tratamento térmico. *Poly. Degrd. Stab.,* **81**: 65-74.

Walter, R., Miguez, P. A., Arnold, R. R., Pereira, P. N. R., Duarte, W.R. e Yamauchi, M. (2008). Efeitos de reticuladores naturais na estabilidade do colagénio da dentina e na inibição da cárie radicular *in-vitro*. *Caries Res.,* **42(4)**: 263-268.

Weadock, K. S.,Miller, E. J., Bellincampi, L. D., ZawadskyJ. P. e Dunn, M. G. (2004). Reticulação física de fibras de colagénio: Comparação da irradiação ultravioleta e do tratamento desidrotérmico. *J. Biomed. Mater. Res.,* **29(11)**: 1373-1379.

Weadock, K., Olson, R.M. e Silver, F.H. (1984). Avaliação de técnicas de reticulação de colagénio. *Biomater Med DevArtif Org* **11**(4): 293-318.

Woods, T. e Gratzer, P. F. (2005). Eficácia de três técnicas de extração no desenvolvimento de um enxerto descelularizado de osso-ligamento cruzado anterior. *Biomaterials,* **26**:7339-7349.

Wright, B. A. e Wiederhorn, N. M. (1951). Estudos relativos à estrutura do colagénio I. Uma investigação de raios X da desnaturação do colagénio. *J. Pol. Sci.,* **7**: 105-120.

Xi-xun, Yu, Xiu, W.C. e Qing, C.H. (2007). Preparação e endotelização de andaimes vasculares descelularizados para vasos sanguíneos com engenharia de tecidos. *J. Mat. Sc: Matert. Med.,* **19(1)**: 319-326.

Yadav, B. N. (2002). Fish and fisheries. 2nd edition. pp.63.

Yannas, I. V., Burke, J. F., Huang, C. e Gordon, P. L. (1975). Correlação da taxa de degradação do colagénio *in vivo* com medições in vitro. *J. Biomed. Mater. Res.,* **9**:

623-628.

Yannas, I. V., Ratner, B. D., Hoffman, A. S. e Schoen, F. J. (1996). Editor Natural Materials. *In. Biomat. Sci.* San Diego: Academic Press, pp. 84-94.

Zeeman, R., Dijkstra, P. J., van Wachem, P. B., van Luyn M.J.A., Hendriks M., Cahalan, P. T., e Feijen J. (1999a). Cross-linking and modification of dermal sheep collagen using 1, 4-butanediol diglycidyl ether. *J. Biomed. Mater. Res.*, **46:** 424-433.

Zeeman, R., Dijkstra, P. J., van Wachem, P. B., van Luyn, M. J. A., Hendriks, M., e Cahalan, P. T. (1999). Crosslinking sucessivo de epóxi e carbodiimida de colagénio dérmico de ovelha. *Biomaterials,* **20:** 921-931.

Zhang, M. J., Liu, P. R., Zhao, J. Z., et al. (1993). Estudo sobre a utilização abrangente de *Sapindusmukorssi. Investigação e Desenvolvimento de Produtos Naturais*, **5:**76-78.

Zhao, Y., He, Y., Guo, J., Wu, J., Zhou, Z., Zhang, M., Li, W., Zhou, J., Xiao, D., Wang, Z., Sun, K., Zhu, Y. e Lu, M. (2015). Regeneração do tecido da bexiga dependente do tempo usando andaimes de fibroína de enxerto de matriz acelular de bexiga de bicamada em um modelo de aumento da bexiga de rato. *Ata Biomaterialia,* **23:** 91-102.

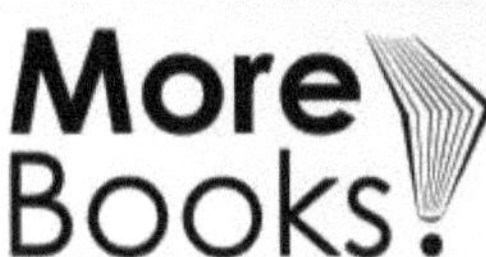

More
Books!

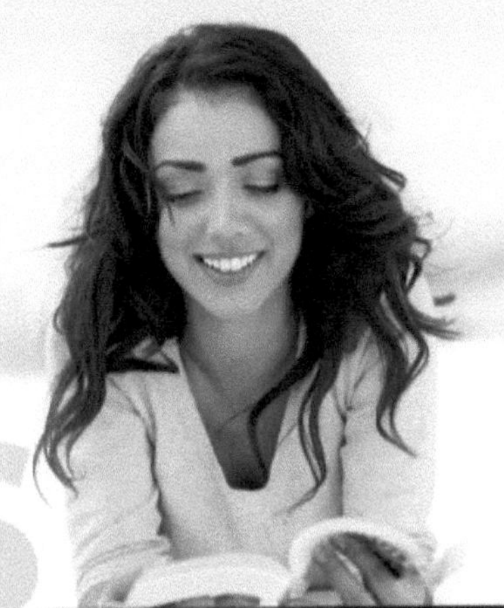

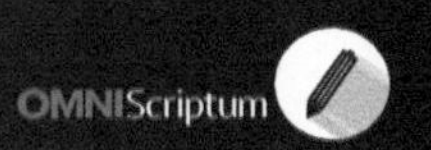

info@omniscriptum.com
www.omniscriptum.com
OMNIScriptum

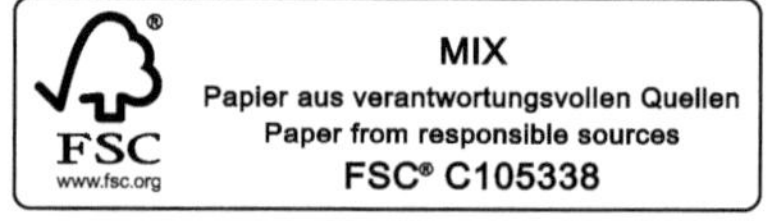

Printed by Books on Demand GmbH, Norderstedt / Germany